**Dr. Indraja Deshmukh**

**Endodontia guiada: Uma mão amiga para um tratamento radicular de precisão**

**Dr. Indraja Deshmukh**

# Endodontia guiada: Uma mão amiga para um tratamento radicular de precisão

**Imprint**

Any brand names and product names mentioned in this book are subject to trademark, brand or patent protection and are trademarks or registered trademarks of their respective holders. The use of brand names, product names, common names, trade names, product descriptions etc. even without a particular marking in this work is in no way to be construed to mean that such names may be regarded as unrestricted in respect of trademark and brand protection legislation and could thus be used by anyone.

Cover image: www.ingimage.com

This book is a translation from the original published under ISBN 978-620-8-01253-3.

Publisher:
Sciencia Scripts
is a trademark of
Dodo Books Indian Ocean Ltd. and OmniScriptum S.R.L publishing group

120 High Road, East Finchley, London, N2 9ED, United Kingdom
Str. Armeneasca 28/1, office 1, Chisinau MD-2012, Republic of Moldova, Europe
Printed at: see last page
**ISBN: 978-620-8-12199-0**

# RECONHECIMENTO

*"Todos gostam de pensar que o conseguem fazer*

*sozinho, mas a realidade é que não há substituto*

*para apoio, encorajamento ou*

*um companheiro"*

-Tim Allen

Começo com uma vénia em adoração perante o mais compassivo e benéfico **Deus** todo-poderoso, sem cujas generosas bênçãos, este meu trabalho ou eu próprio não teríamos chegado a este dia. Obrigado, Senhor, por me ajudares a atravessar os momentos mais difíceis da minha vida.

Tenho o privilégio de expressar o meu profundo sentimento de gratidão e os meus sinceros agradecimentos à minha respeitada orientadora, **a Dra. Shirin Kshirsagar, leitora do Departamento de Dentisteria Conservadora e Endodontia da Faculdade de Medicina Dentária de Yogita, Khed,** pela sua orientação, conselhos sábios e apoio constante em todas as minhas actividades académicas.

Muitas coisas não teriam sido possíveis sem a constante e amável luz orientadora do meu cordial professor **Dr. Unmesh Khanvilkar, Professor e Diretor do Departamento de Dentisteria Conservadora e Endodontia.** A sua busca constante pela perfeição foi uma fonte de inspiração para mim.

Gostaria de aproveitar esta oportunidade para expressar a minha gratidão ao meu professor, **Dr. Siddhesh Bandekar, Professor, Departamento de Dentisteria Conservadora e Endodontia**, pela sua orientação especializada e ajuda nesta matéria.

Gostaria de aproveitar esta oportunidade para agradecer profundamente à **Dr.ª Pamita Agarwal, à Dr.ª Asmita sonawane e** ao **Dr. Waseem khan** pelo seu apoio incondicional, ajuda atempada e conselhos constantes ao longo do meu programa MDS. A sua calma sabedoria sempre me motivou a prosseguir os meus interesses nesta área.

Respeito e agradeço à **Dra. Varsha Jadhav, Reitora do Yogita Dental College & Hospital, Khed**, e ao **Dr. Hemangi Pol, Diretor Executivo do Yogita Dental College & Hospital, Khed,** por nos terem proporcionado as instalações necessárias para a realização do meu trabalho de dissertação.

I would also like to thank my seniors **Dr.Kalyani Ahirrao, Dr.Hitesh Patil, Dr Vaishnavi Dhok, Dr. Sanika Pawar, Dr.Gauri Kadam, Dr.Komal Suryavanshi and Dr. Oshin Baghel** for their constant guidance and elderly care; my Co PG's **Dr Shrinath Kulkarni, Dr. Shreyash Parkhi** por partilharem uma ligação amigável ao longo do currículo; e também aos meus colegas **Dr. Mahendra Ghodage, Dr. Piyanka Bhore, Dr. Sharvari Kulkarni** por estarem ao meu lado.

Como diz Misty Copland, *"Tudo é possível quando se tem as pessoas certas para nos apoiar"* e elas não são mais do que os AMIGOS. Gostaria de agradecer aos meus amigos por serem os meus pilares de apoio constantes. Gostaria ainda de aproveitar esta oportunidade para agradecer aos meus colegas, **Dra. Priyanka Shinde, Dra. Maitreyee Pathak, Dr. Shreyas Nazirkar e Dr. Vinod Tangade**, pela ajuda e apoio que me prestaram durante o meu estudo.

Gostaria também de expressar a minha mais profunda gratidão à minha família, **Dr. Suhas Deshmukh, Sra. Archana Deshmukh, Sra. Sunanda Patil e** ao meu irmão **Saurabh Deshmukh**, que me apoiaram em todas as fases da minha carreira e continuam a ser a minha maior força.

# Endodontia guiada:

## Uma mão amiga para um tratamento radicular de precisão

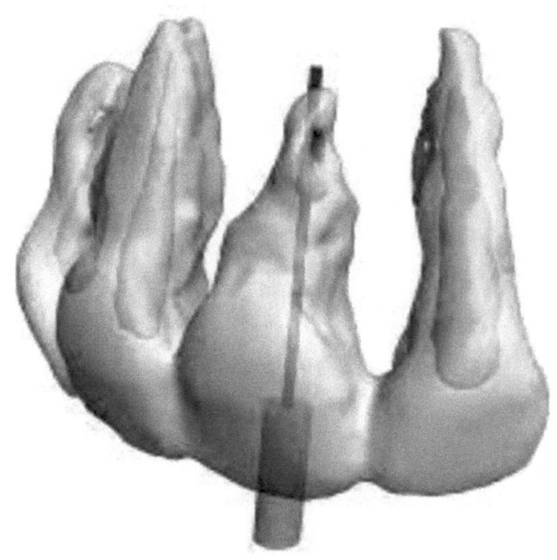

# Índice

# Introdução

**Antecedentes e fundamentos da endodontia guiada:**

**Antecedentes:**

Os procedimentos endodônticos tradicionais têm sido, desde há muito, a pedra angular da gestão da polpa dentária e das doenças periapicais. Os tratamentos de canais radiculares, embora eficazes, apresentam frequentemente desafios relacionados com a anatomia intrincada dos sistemas de canais radiculares, variações entre pacientes e a possibilidade de erros de procedimento. Com o avanço da tecnologia, tem-se verificado uma mudança para abordagens mais precisas e específicas do doente em várias disciplinas médicas e dentárias. A endodontia guiada surgiu como uma técnica de ponta que aproveita a tecnologia para abordar as limitações dos procedimentos endodônticos convencionais. [1]

**Justificação:**

1. **Precisão e exatidão melhoradas:**
   - Os procedimentos endodônticos tradicionais dependem da competência e da experiência do médico, o que pode levar a variações nos resultados. A endodontia guiada, através da utilização de imagens avançadas e tecnologias assistidas por computador, oferece um nível mais elevado de precisão no planeamento e execução do tratamento.

2. **Melhoria do acesso à anatomia complexa:**
   - O sistema de canais radiculares é altamente variável e as caraterísticas anatómicas intrincadas podem representar desafios durante os procedimentos endodônticos convencionais. A endodontia guiada permite uma análise tridimensional detalhada da anatomia do canal radicular, facilitando o desenvolvimento de planos de tratamento personalizados que consideram as caraterísticas únicas de cada paciente. [2]

3. **Abordagens minimamente invasivas:**
   - Uma das principais vantagens da endodontia guiada é o seu potencial para permitir um acesso minimamente invasivo ao sistema de canais

radiculares. Ao fornecer um modelo para a colocação de instrumentos, os sistemas guiados contribuem para a preservação da estrutura saudável do dente, melhorando assim o prognóstico geral do dente tratado[3] (Fig. 1).

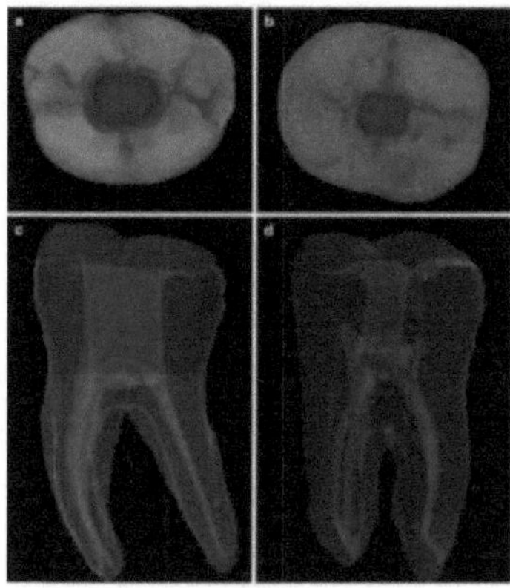
Fig.1

## 4. Redução dos erros de procedimento:

- Erros de procedimento, como perfurações ou canais perdidos, podem ocorrer em procedimentos endodônticos tradicionais. A endodontia guiada visa minimizar estes erros, oferecendo um percurso guiado para a instrumentação, reduzindo a probabilidade de danos iatrogénicos.

## 5. Personalização para pacientes individuais:

- A anatomia dentária de cada paciente é única. A endodontia guiada permite uma abordagem personalizada ao planeamento do tratamento, tendo em conta as variações na morfologia do canal radicular, curvaturas do canal e outras considerações anatómicas. Esta personalização aumenta a eficácia do tratamento.

## 6. Visualização melhorada:

- A imagiologia tridimensional, particularmente com a tomografia computorizada de feixe cónico (CBCT), melhora a visualização do sistema de canais radiculares. Esta visibilidade melhorada ajuda a

identificar canais adicionais, anomalias e áreas de preocupação que
podem passar despercebidas nas radiografias bidimensionais tradicionais.

7. **Integração tecnológica:**

   * A endodontia guiada integra-se perfeitamente com os avanços
     tecnológicos. As tecnologias de desenho assistido por computador (CAD)
     e fabrico assistido por computador (CAM) contribuem para a precisão das
     guias cirúrgicas e os avanços tecnológicos em curso prometem mais
     melhorias nas técnicas endodônticas guiadas.

8. **Satisfação dos doentes:**

   - O potencial para reduzir o tempo de cadeira, aumentar a precisão e
     melhorar os resultados contribui para aumentar a satisfação do paciente.
     A endodontia guiada está alinhada com a crescente procura dos pacientes
     por procedimentos dentários menos invasivos, mais previsíveis e
     tecnologicamente avançados.

Em conclusão, os antecedentes e fundamentos da endodontia guiada estão enraizados na
abordagem dos desafios e limitações das abordagens endodônticas tradicionais. Ao
incorporar imagens avançadas e tecnologias assistidas por computador, a endodontia
guiada oferece um caminho para tratamentos de canal radicular mais precisos,
personalizados e minimamente invasivos, melhorando, em última análise, a qualidade
dos cuidados prestados aos pacientes. [3]

## O desenvolvimento histórico e a evolução da endodontia guiada

O desenvolvimento histórico e a evolução da endodontia guiada reflectem a integração
gradual de tecnologias avançadas de imagiologia, desenho assistido por computador
(CAD) e fabrico assistido por computador (CAM) no campo da endodontia. Embora o
conceito de orientação em procedimentos cirúrgicos tenha uma história mais alargada, a
aplicação específica à endodontia evoluiu mais recentemente.

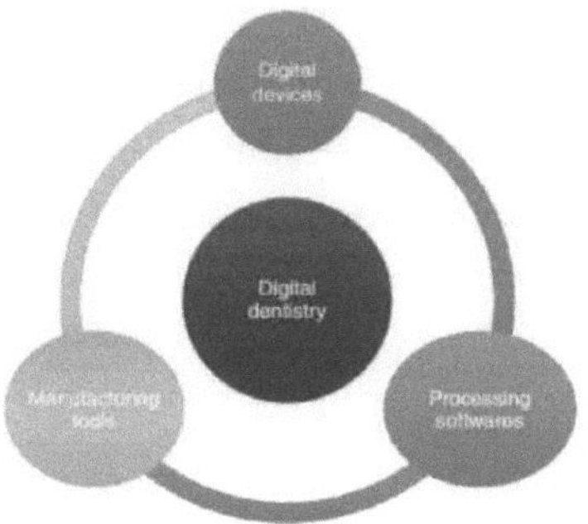

Tríade da medicina dentária digital

Aqui está uma visão geral do desenvolvimento histórico da endodontia guiada:

1. **Introdução às tecnologias CAD/CAM:**

- O final do século XX assistiu à introdução e integração das tecnologias CAD/CAM em várias especialidades médicas e dentárias. Estas tecnologias permitiram um planeamento e uma execução precisos dos procedimentos cirúrgicos.

2. **Evolução da imagiologia assistida por computador:**

- O desenvolvimento de tecnologias de imagiologia tridimensional, como a tomografia computorizada de feixe cónico (CBCT), no final do século XX e início do século XXI, influenciou significativamente a evolução da endodontia guiada. A TCFC forneceu imagens detalhadas e de alta resolução da anatomia dentária, permitindo uma melhor visualização do sistema de canais radiculares[5].

## DESENVOLVIMENTO DA CBCT

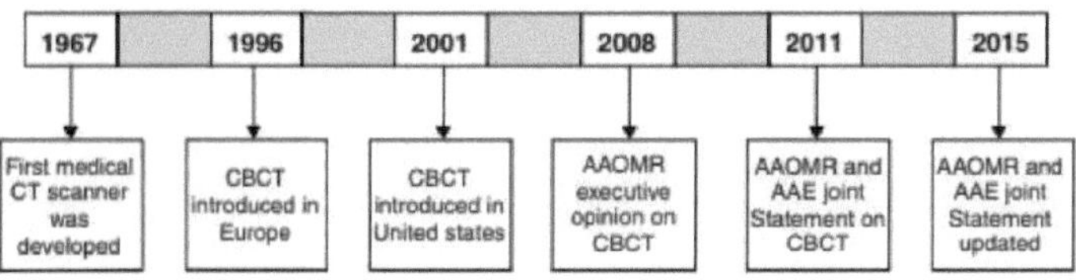

3. **Emergência da Cirurgia Guiada em Medicina Dentária:**

   - As técnicas de cirurgia guiada foram inicialmente aplicadas na implantologia dentária, onde os guias cirúrgicos ajudaram a planear e a executar a colocação de implantes com precisão. Este sucesso abriu caminho para a exploração de uma orientação semelhante nos procedimentos endodônticos.

4. **Aplicações iniciais em endodontia:**

   - No início dos anos 2000, investigadores e clínicos começaram a explorar a aplicação de técnicas guiadas na endodontia. Os estudos iniciais centraram-se na criação de modelos para ajudar na localização dos canais radiculares e orientar a instrumentação. [5,6]

5. **Desenvolvimento de sistemas de orientação estáticos e dinâmicos:**

   - Os sistemas de orientação estática, que envolvem a utilização de modelos pré-fabricados, e os sistemas de orientação dinâmica, que permitem ajustes em tempo real durante o procedimento, surgiram como duas abordagens principais na endodontia guiada. Estes sistemas tinham como objetivo melhorar o acesso e a precisão no tratamento do canal radicular. [7]

6. **Integração da assistência robótica:**

   - Nos últimos anos, tem-se vindo a explorar a integração de sistemas assistidos por robôs na endodontia. Os sistemas robóticos oferecem a possibilidade de aumentar a precisão e o controlo durante os procedimentos de canal radicular.

7. **Avanços tecnológicos:**

   - Os avanços tecnológicos em curso na imagiologia, software e fabrico continuam a aperfeiçoar e a melhorar a endodontia guiada. Os algoritmos melhorados, as velocidades de computação mais rápidas e o aumento da automatização contribuem para o desenvolvimento de sistemas guiados mais sofisticados.

8. **Investigação e estudos clínicos:**

   - A evolução da endodontia guiada está intimamente ligada à investigação em curso e aos estudos clínicos que avaliam a sua eficácia, benefícios e limitações. Esses estudos contribuem para o refinamento das técnicas e o estabelecimento de práticas baseadas em evidências.

## 9. Adoção na prática clínica:

- À medida que a tecnologia amadureceu e se acumularam provas que sustentam a sua eficácia, a endodontia guiada começou a ser cada vez mais adoptada na prática clínica. Os clínicos começaram a incorporar estas técnicas no seu fluxo de trabalho para casos específicos. [8]

## 10. Inovação contínua:

- A endodontia guiada é uma área de inovação contínua. Os investigadores e programadores estão a explorar novas tecnologias, materiais e abordagens para melhorar ainda mais a precisão e a eficiência dos procedimentos endodônticos guiados.

Em resumo, o desenvolvimento histórico da endodontia guiada é marcado pela integração de tecnologias avançadas, começando com CAD/CAM e progredindo para imagens tridimensionais e técnicas cirúrgicas guiadas. A evolução da endodontia guiada reflecte um esforço contínuo para melhorar a precisão, a previsibilidade e os resultados globais dos procedimentos endodônticos. [6,8]

**Definição e âmbito da endodontia guiada:**

**Definição:** A endodontia guiada é uma abordagem avançada e inovadora no campo da endodontia que envolve a utilização de imagens, desenho assistido por computador (CAD) e tecnologias de fabrico assistido por computador (CAM) para melhorar a precisão e a previsibilidade dos procedimentos de canal radicular. Integra imagens tridimensionais, software de planeamento de tratamento e guias cirúrgicos para facilitar o acesso preciso e minimamente invasivo ao sistema de canais radiculares.

**Âmbito:** O âmbito da endodontia guiada estende-se a vários aspectos da prática endodôntica, com o objetivo de melhorar a eficiência e os resultados dos tratamentos de canal. Os principais componentes do seu âmbito incluem:

## 1. Planeamento preciso do tratamento:

- Utilização de modalidades de imagiologia avançadas, como a tomografia computorizada de feixe cónico (CBCT), para visualização tridimensional do dente e das estruturas circundantes.

- Planeamento de tratamento assistido por computador para analisar a anatomia do canal radicular, identificar variações e desenvolver uma abordagem personalizada para cada caso.

2. **Guias cirúrgicos personalizados:**

- Geração de guias cirúrgicos específicos para cada paciente com base no plano de tratamento.

- As guias cirúrgicas funcionam como modelos durante o procedimento, fornecendo uma orientação precisa para a colocação de instrumentos e assegurando a trajetória ideal para aceder ao sistema de canais radiculares.

3. **Acesso Minimamente Invasivo:**

- A implementação da endodontia guiada permite um acesso minimamente invasivo ao canal radicular, reduzindo a remoção desnecessária da estrutura do dente.

- A preservação de uma estrutura dentária saudável melhora o prognóstico a longo prazo do dente[4].

4. **Maior precisão na instrumentação:**

- Integração de sistemas endodônticos guiados com instrumentos rotativos ou alternativos para uma limpeza e modelação precisas e controladas do espaço do canal radicular.

- Maior exatidão na colocação de instrumentos, conduzindo a resultados de tratamento mais previsíveis.

5. **Visualização melhorada:**

- Visualização melhorada do sistema de canais radiculares durante todo o procedimento, auxiliando na deteção e gestão de variações anatómicas complexas, calcificações e patose apical.

6. **Redução dos erros de procedimento:**

- Redução de erros de procedimento e complicações através da orientação fornecida pelo modelo cirúrgico, minimizando o risco de danos iatrogénicos nas estruturas adjacentes.

7. **Aplicação em casos difíceis:**

- Aplicação efectiva da endodontia guiada em casos difíceis, tais como dentes com anatomia complexa do canal radicular, casos de retratamento e dentes com acesso limitado.

8. **Integração com tecnologias emergentes:**

- Desenvolvimento e integração contínuos da endodontia guiada com tecnologias emergentes, incluindo inteligência artificial, robótica e instrumentos inteligentes, para melhorar ainda mais a precisão e a automatização.

Em resumo, a endodontia guiada representa uma abordagem transformadora na prática endodôntica, alavancando os avanços tecnológicos para melhorar a precisão, a eficiência e a previsibilidade dos tratamentos de canais radiculares. O seu âmbito abrange várias fases do procedimento endodôntico, desde o planeamento meticuloso do tratamento até à implementação de guias específicas para cada paciente, conduzindo, em última análise, a melhores resultados clínicos e à satisfação do paciente[4,8].

## Importância e potencial impacto nas práticas endodônticas modernas com endodontia guiada

A endodontia guiada representa um avanço transformador nas práticas endodônticas modernas, oferecendo uma série de benefícios que têm um impacto significativo na precisão, eficiência e previsibilidade dos tratamentos de canais radiculares. Aqui está uma exploração da importância e do potencial impacto da endodontia guiada nas práticas endodônticas modernas:

1. Precisão e exatidão melhoradas:

- *Importância:* A endodontia guiada permite um planeamento meticuloso do tratamento com base em imagens tridimensionais, resultando em procedimentos altamente precisos e personalizados.

- *Impacto:* A precisão melhorada minimiza o risco de erros de procedimento, melhora a exatidão da colocação do instrumento e contribui para resultados bem sucedidos, especialmente em casos com anatomia complexa do canal radicular.

2. Acesso Minimamente Invasivo:

- *Importância:* A endodontia guiada promove um acesso minimamente invasivo ao sistema de canais radiculares, preservando a estrutura saudável do dente.

- *Impacto:* A redução da remoção de dentina contribui para a longevidade do dente e melhora a integridade estrutural pós-tratamento.

3. Planos de tratamento específicos para cada doente:

- *Importância:* A capacidade de analisar a anatomia individual do doente e personalizar os planos de tratamento.

- *Impacto:* As abordagens personalizadas conduzem a tratamentos mais eficientes, abordando as caraterísticas únicas do sistema de canais radiculares de cada paciente.

4. Visualização melhorada:

- *Importância:* As tecnologias de imagiologia avançadas, como a CBCT, melhoram a visualização do sistema de canais radiculares.

- *Impacto:* Uma melhor visibilidade ajuda na deteção de caraterísticas anatómicas complexas, contribuindo para uma limpeza completa, modelação e gestão eficaz de casos difíceis.

5. Redução dos erros de procedimento:

- *Importância:* A endodontia guiada minimiza o risco de erros de procedimento, tais como perfurações ou canais perdidos.

- *Impacto:* A precisão melhorada e a instrumentação guiada reduzem a probabilidade de danos iatrogénicos, promovendo procedimentos mais seguros e previsíveis.

6. Planeamento eficiente do tratamento:

- *Importância:* O planeamento do tratamento assistido por computador simplifica o processo e facilita a tomada de decisões eficientes.

- *Impacto:* O planeamento eficiente em termos de tempo contribui para um fluxo de trabalho mais racionalizado, permitindo que os profissionais optimizem o seu tempo e recursos.

7. Integração tecnológica:

- *Importância:* Integração com tecnologias CAD/CAM e inovações emergentes.

- *Impacto:* A integração contínua com tecnologias em evolução assegura que a endodontia guiada permanece na vanguarda das práticas dentárias modernas, oferecendo aos médicos acesso aos últimos avanços.

8. Melhoria da satisfação dos pacientes:

- *Importância:* A redução do tempo de cadeira, a maior precisão e os resultados previsíveis contribuem para uma maior satisfação dos doentes.

- *Impacto:* Os pacientes satisfeitos são mais susceptíveis de ter confiança nos tratamentos endodônticos e podem sentir menos desconforto no pós-operatório.

9. Aplicação em casos difíceis:

- *Importância:* A endodontia guiada é particularmente valiosa em casos complexos com variações anatómicas ou tratamentos anteriores.

- *Impacto:* A capacidade de navegar em cenários desafiantes com precisão faz da endodontia guiada uma ferramenta valiosa para abordar casos que poderiam ter sido mais difíceis com os métodos tradicionais.

10. Oportunidades de investigação e desenvolvimento:

- *Importância:* O campo da endodontia guiada apresenta oportunidades contínuas de investigação e desenvolvimento.

- *Impacto:* A inovação contínua assegura que a endodontia guiada evolui, potencialmente desbloqueando novas técnicas, materiais e tecnologias para procedimentos ainda mais eficazes.

Em conclusão, a importância e o potencial impacto da endodontia guiada nas práticas endodônticas modernas são evidentes na sua capacidade de aumentar a precisão, promover abordagens minimamente invasivas e melhorar os resultados gerais do tratamento. Como a tecnologia continua a avançar, a endodontia guiada está pronta para desempenhar um papel central na formação do futuro dos cuidados endodônticos[9,10].

# Revisão da literatura

**1) Pinsky HM, Champleboux G, Sarment DP (2007)** realizaram um estudo com o objetivo de introduzir a orientação cirúrgica periapical utilizando a tomografia computorizada e as guias cirúrgicas de desenho e fabrico assistidos por computador e comparar a precisão do acesso apical utilizando a orientação versus um método convencional. Os resultados mostraram que a distância ao ápice foi de 0,79 mm (+/-0,33 DP) utilizando o guia e de 2,27 mm (+/-1,46 DP) utilizando a perfuração à mão livre. Um erro superior a 3 mm ocorreu mais de 22% das vezes com a broca livre, mas nunca ocorreu com a broca guiada. Este estudo in vitro sugere que é possível obter maior precisão e consistência durante a cirurgia endodôntica com orientação cirúrgica. As vantagens também incluem a visualização pré-cirúrgica em três dimensões. [63]

**2) Scarfe WC, Farman AG, Sukovic P. (2008)** demonstraram que os sistemas de tomografia computorizada de feixe cónico (CBCT) foram concebidos para a imagiologia de tecidos duros da região maxilofacial. A TCFC é capaz de fornecer uma resolução sub-milimétrica em imagens de elevada qualidade de diagnóstico, com tempos de varrimento curtos (10-70 segundos) e dosagens de radiação alegadamente até 15 vezes inferiores às dos exames de TC convencionais. A disponibilidade crescente desta tecnologia proporciona ao médico dentista uma modalidade de imagiologia capaz de fornecer uma representação tridimensional do esqueleto maxilofacial com distorção mínima[64].

**3) Birnbaum NS, Aaronson HB. (2008)** provaram que, desde a introdução do primeiro scanner digital de moldagem dentária na década de 1980, os engenheiros de desenvolvimento de várias empresas melhoraram as tecnologias e criaram scanners de consultório cada vez mais fáceis de utilizar e capazes de produzir restaurações dentárias de encaixe preciso. Estes sistemas são capazes de captar imagens virtuais em 3D de preparações dentárias, a partir das quais as restaurações podem ser fabricadas diretamente (ou seja, sistemas CAD/CAM) ou indiretamente (ou seja, sistemas de digitalização de impressões dedicados para a criação de modelos mestre precisos). A utilização destes produtos está a aumentar rapidamente em todo o mundo e representa uma mudança de paradigma na forma como as impressões dentárias são feitas. Vários dos principais sistemas de digitalização digital dentária em 3D são apresentados e discutidos [65]

**4) Ibrahim D, Broilo TL, Heitz C, de Oliveira MG, de Oliveira HW, Nobre SM, Dos Santos Filho JH, Silva DN. (2009)** realizaram um estudo com o objetivo de analisar a capacidade dos modelos SLS, 3DP™ e PolyJet™ em reproduzir a anatomia mandibular e seu erro dimensional. Concluíram que o protótipo SLS teve uma maior precisão dimensional do que o

Modelos PolyJet™ e 3DP™. A técnica PolyJet™ reproduziu com maior precisão os detalhes anatómicos da mandíbula. [66]

**5) Patel S, Dawood A, Whaites E, Pitt Ford T. (2009)** Avaliaram as limitações das radiografias periapicais e procuraram clarificar as técnicas de imagiologia tridimensional que têm sido sugeridas como adjuvantes das radiografias convencionais. Concluem que

Mesmo com as melhores intenções e uma técnica refinada, as imagens adquiridas com radiografias intra-orais convencionais revelam informações apenas em duas dimensões (altura e largura). A informação valiosa e relevante na terceira dimensão (profundidade) é limitada. Devido aos problemas inerentes ao posicionamento dos receptores de imagem na posição ideal em relação à área anatómica de interesse, pode não ser possível obter uma visão precisa e não distorcida da área de interesse. A deteção e avaliação da verdadeira natureza das lesões endodônticas e outras caraterísticas relevantes podem ser prejudicadas pelo ruído anatómico adjacente. O efeito deste ruído anatómico é único para cada paciente e depende do grau de desmineralização óssea, do tamanho da lesão endodôntica e da natureza física do ruído anatómico (ou seja, a sua espessura, forma e densidade da anatomia do revestimento). As radiografias em série efectuadas com a técnica de paralelização nem sempre são consistentemente reprodutíveis. Isto pode resultar numa sub ou sobre-estimação da cicatrização efectiva ou do insucesso do tratamento endodôntico. Em determinadas situações (por exemplo, lesões de reabsorção, avaliação de cirurgia periapical) é desejável a visualização tridimensional do problema endodôntico. Nessas circunstâncias, a imagem tridimensional fornecida pela CBCT é extremamente útil[67].

**6) Vasak C, Watzak G, Gahleitner A, Strbac G, Schemper M, Zechner W. (2011)** realizaram um estudo com o objetivo de avaliar o desvio global num contexto de tratamento clínico para quantificar o potencial comprometimento da segurança e fiabilidade do tratamento com a implantação transgengival guiada por modelos e assistida por computador. Concluíram que a implantação guiada por modelo assegurará a transferência fiável do planeamento pré-operatório assistido por computador para a prática cirúrgica. No que diz respeito à verificação necessária da fiabilidade do tratamento de um sistema de implantação com acesso sem retalho, todos os desvios máximos medidos neste estudo clínico estavam dentro das margens de segurança recomendadas pelo software de planeamento[68].

**7) Lee SJ, Kim E. (2012)** avaliaram os erros dimensionais entre o dente real, a imagem de TC 3D e o modelo CARP utilizando dois blocos de ossos de cadáveres da maxila e dois da mandíbula. Estes dados indicam que o CARP pode ser útil para minimizar o tempo extra-oral e o espaço entre o dente dador e o osso alveolar recetor no transplante dentário[69]

**8) Flügge TV, Schlager S, Nelson K, Nahles S, Metzger MC. (2013)** realizaram um estudo com o objetivo de avaliar a precisão da digitalização intra-oral digital em condições clínicas (iTero; Align Technologies, San Jose, Califórnia) e compará-la com a precisão da digitalização extra-oral. Concluíram que a digitalização intra-oral com o iTero é menos precisa do que a digitalização de modelos com o iTero, sugerindo que as condições intra-orais (saliva, espaçamento limitado) contribuem para a imprecisão de uma digitalização. Para o planeamento do tratamento e o fabrico de aparelhos suportados por dentes, podem ser utilizados modelos virtuais criados com o iTero. Um protocolo de digitalização alargado poderia melhorar os resultados da digitalização em algumas regiões[70].

**9) Ender A, Mehl A. (2013)** investigaram diferentes estratégias de digitalização relativamente à sua precisão com digitalizações da arcada completa num desenho de estudo in-vitro. Concluíram que, com os actuais sistemas de digitalização intra-orais, é possível obter impressões dentárias da arcada completa com uma elevada precisão, se forem utilizadas estratégias de digitalização adequadas. O sistema de digitalização sem pó proporciona o mesmo nível de exatidão em comparação com os sistemas de digitalização com pré-tratamento de superfície[71].

**10) Tsesis I, Rosen E, Taschieri S, Telishevsky Strauss Y, Ceresoli V, Del Fabbro M. (2013)** realizaram um estudo com o objetivo de avaliar os resultados do tratamento endodôntico cirúrgico realizado com uma técnica moderna e avaliar os factores que potencialmente influenciam o resultado. Concluíram que o tratamento endodôntico cirúrgico realizado numa técnica moderna é uma opção de tratamento viável. O tipo de material de retropreenchimento e o dispositivo de ampliação podem afetar o resultado. São necessários estudos clínicos prospectivos adicionais em grande escala para avaliar melhor os possíveis preditores de sucesso e fracasso[72].

**11) Jang JH, Lee SJ, Kim E (2013)** apresentaram relatórios de séries de casos de 4 casos de autotransplante bem-sucedidos usando modelos de prototipagem rápida assistida por computador (CARP) com terceiros molares imaturos. Concluíram que Com base em observações de acompanhamento a longo prazo, os nossos 4 casos de autotransplante de dentes imaturos utilizando modelos CARP resultaram em prognósticos favoráveis. O modelo CARP ajudou a minimizar o tempo extra-oral e a possível lesão da bainha epitelial radicular de Hertwig do dente transplantado. Modelos de prototipagem rápida assistida por computador (CARP) com terceiros molares imaturos[73].

**12) Kühl S, Payer M, Zitzmann NU, Lambrecht JT, Filippi A. (2015)** Realizaram um estudo com o objetivo de determinar a precisão técnica de um modelo cirúrgico virtualmente concebido e impresso para cirurgia de implante guiada com base numa digitalização de superfície de um modelo de gesso utilizando o software coDiagnostiX™. Concluíram que é possível obter uma elevada precisão utilizando modelos impressos para cirurgia guiada por implantes, tendo em conta todas as fontes de imprecisão[74].

**13) Demirturk Kocasarac H, Helvacioglu Yigit D, Bechara B, Sinanoglu A, Noujeim M. (2016)** realizaram um estudo para comparar a relação contraste-ruído (CNR) de várias configurações de aquisição para quatro tipos de materiais de obturação retrógrada em imagens de CBCT tiradas para acompanhamento de cirurgia endodôntica. Concluíram que a melhor configuração para o acompanhamento radiográfico de uma cirurgia endodôntica com obturação retrógrada no Planmeca ProMax é de 96 kVp com baixa resolução e MAR elevado; esta configuração produziu uma das doses efectivas mais baixas[75].

**14) González de Villaumbrosia P, Martínez-Rus F, García-Orejas A, Salido MP, Pradíes G. (2016)** realizaram um estudo para avaliar e comparar a exatidão (veracidade e precisão) e a resolução de 6 scanners extra-orais CAD-CAM, comparando as caraterísticas e a tecnologia de digitalização. Concluíram que a fiabilidade dos scanners CAD-CAM não é afetada por uma tecnologia específica (luz, laser ou contacto), mas por parâmetros definidos. Além disso, todo o procedimento de digitalização é mais preciso se as superfícies digitalizadas forem lisas e regulares[76].

**15) Fasbinder DJ, Neiva GF. (2016)** realizaram um estudo com o objetivo de medir a rugosidade da superfície de restaurações fresadas chairside de desenho assistido por computador/maquinação assistida por computador (CAD/CAM) utilizando vários sistemas de contorno/polimento quanto à sua eficácia para criar uma superfície clinicamente aceitável. Os resultados do estudo indicam que é possível criar uma superfície igualmente lisa para materiais resilientes CAD/CAM à beira da cadeira, em comparação com cerâmica fresada, utilizando várias técnicas de acabamento e polimento. Para além disso, ambas as técnicas de polimento resultaram em superfícies de cerâmica mais lisas quando comparadas com superfícies de cerâmica vidrada. A superfície polida do material cerâmico era mais lisa do que a superfície da cerâmica vidrada[77].

**16) Nilsson J, Richards RG, Thor A, Kamer L. (2016)** realizaram um estudo com o objetivo de estabelecer e avaliar um método para criar um modelo 3D da região craniomaxilofacial e adotar a digitalização digital intraoral para colocar o maxilar inferior numa relação cêntrica (RC) sem a necessidade de moldes de gesso adicionais e cirurgia de modelo. Descreveram um novo método para o registo virtual da mordida, utilizando digitalização intra-oral ótica, TAC e CBCT, a fim de criar um modelo informático 3D da região craniomaxilofacial sem a necessidade de qualquer trabalho laboratorial adicional tradicional. O método sugere a utilização da digitalização ótica intra-oral para captar primeiro a morfologia detalhada das superfícies dentárias e, em seguida, colocar o modelo 3D do maxilar inferior num CR. A técnica de digitalização bucal demonstrou ser mais exacta[78].

**17)  J. Buchgreitz, M. Buchgreitz, D. Mortensen, L. Bjorndal (2016)** realizaram um estudo para avaliar a precisão de um procedimento de preparação planeado para dentes com obliteração do canal pulpar (PCO) utilizando um conceito de calha-guia baseado numa tomografia computorizada de feixe cónico (CBCT) fundida com uma varredura de superfície ótica, relataram um desvio médio de 0,46 mm da ponta da broca. No entanto, os autores não forneceram quaisquer outros dados sobre medições de distância ou desvios angulares. Concluíram que a utilização combinada da TCFC e dos exames ópticos para a construção precisa de uma calha de guia conduziu a uma trajetória de perfuração com uma precisão inferior a um limiar de risco. A presente técnica pode ser uma ferramenta valiosa para a negociação da obliteração parcial ou completa do canal pulpar. [79]

**18)  Strbac GD, Schnappauf A, Giannis K, Bertl MH, Moritz A, Ulm C. (2016);** apresentam um método inovador para o autotransplante de dentes utilizando modelos cirúrgicos tridimensionais (3D) para a preparação de osteotomias guiadas e colocação de dentes de dadores. A intervenção neste caso complexo pode ser realizada com sucesso através da execução de transplantes virtuais pré-planeados com osteotomias guiadas para evitar a perda óssea e garantir a colocação precisa de dentes de dadores em novos locais receptores. A restauração funcional e estética pode ser alcançada através da modificação dos métodos utilizados na cirurgia de implantes guiados e na reabilitação protética. O acompanhamento de 1 ano mostrou dentes naturais vitais com parâmetros clínicos e radiológicos fisiológicos. [80]

**19)  Patel S, Aldowaisan A, Dawood A (2017)** descreve uma nova abordagem ao isolamento e à retração dos tecidos moles durante a cirurgia endodôntica utilizando a tomografia computorizada de feixe cónico (CBCT), o desenho assistido por computador (CAD) e a impressão tridimensional (3D). Concluíram que a importância da retração adequada dos tecidos moles na microcirurgia periapical é subestimada. A impressão 3D é uma tecnologia promissora que pode potencialmente ter muitos usos na cirurgia endodôntica[81].

**20)  Strbac GD, Schnappauf A, Giannis K, Moritz A, Ulm C. (2017)** introduziram uma nova técnica endodôntica cirúrgica utilizando um modelo impresso tridimensional para osteotomia guiada e ressecção radicular. Concluíram que esta abordagem incluiu o tratamento de lesões periapicais dos dentes n.º 3 e n.º 4 com obturações na extremidade da raiz e a deteção e remoção completa do material de guta-percha extrudido sem perfuração da membrana sinusal. Não houve complicações pós-operatórias, e as avaliações clínica e radiológica comprovaram a completa cicatrização dos dentes. O tratamento endodôntico microcirúrgico guiado apresentado parece ser uma técnica viável que permite a realização de osteotomias e ressecções radiculares pré-definidas[82].

**21) Fonseca Tavares WL, Diniz Viana AC, de Carvalho Machado V, Feitosa Henriques LC, Ribeiro Sobrinho (2018)** afirmaram que a precisão do scanner intraoral tem uma mais-valia quando utilizado durante o planeamento endodôntico guiado, pois reduz o número de passos. No entanto, os casos clínicos mostraram que ele não é essencial para a obtenção de resultados positivos. Uma impressão convencional usando alginato com uma digitalização ótica subsequente do molde de gesso também pode ser usada para alcançar o sucesso[83]

**22) Giacomino CM, Ray JJ, Wealleans JA (2018)** realizaram um estudo com o objetivo de introduzir o EMS direcionado, que utiliza guias cirúrgicos impressos a 3 dimensões (3DSGs) e brocas de trefina para realizar osteotomia de um único passo, ressecção da extremidade da raiz e biópsia em casos complexos. Concluíram que as brocas de trefina guiadas por 3DSGs produzem osteotomias direcionadas eficientes com um local, angulação e profundidade de preparação previsíveis. A cirurgia apical em casos anatómicos difíceis, como a raiz palatina do segundo molar superior, raízes molares fundidas e extremidades radiculares em aproximação ao nervo mentoniano, é possível com osteotomias direcionadas[84]

**23) Connert T, Krug R, Eggmann F, Emsermann I, ElAyouti A, Weiger R, Kühl S, Krastl G. (2019)** realizaram um estudo com o objetivo de comparar as cavidades de acesso endodôntico em dentes com canais radiculares calcificados preparados com a técnica convencional e uma abordagem endodôntica guiada no que diz respeito à deteção de canais radiculares, perda de substância e duração do tratamento. Os resultados mostram que a perda média de substância foi de 9,8 mm3 (SD 3,0) para a técnica guiada e de 49,9 mm3 (SD 7,7) para a abordagem convencional por todos os operadores (Connert et al). O tratamento guiado permitiu aos operadores encontrar, independentemente da sua experiência, 92% (22/24) dos canais, uma proporção estatisticamente mais elevada em comparação com a técnica tradicional (42%, 10/24), confirmando o que foi previamente indicado em estudos pré-clínicos. Concluíram que a endodontia guiada permite uma localização e negociação mais previsível e expedita de canais radiculares calcificados com uma perda de substância significativamente menor[85].

**24) Buchgreitz J, Buchgreitz M, Bjurndal L (2019)** é que a resolução espacial da TCFC nem sempre permite a visualização do canal. Existe uma grande variabilidade de máquinas de CBCT utilizadas nos estudos incluídos, e o tamanho do voxel nem sempre é especificado. Clinicamente, esses canais calcificados são inicialmente negociados usando limas de pequeno diâmetro, tamanho 06 ou 08. No entanto, este pequeno diâmetro não é visto nas imagens de CBCT, uma vez que o tamanho do voxel é maior. Nesses casos, e ao tratar dentes de raiz única, o trajeto pode ser estabelecido através do centro da raiz, como se vê na vista axial. Uma vez que o canal radicular dos dentes de raiz única é colocado no centro da raiz, a localização da periferia da raiz pode ser suficiente para estimar onde o canal é suscetível de estar[86].

**25) Jain SD, Carrico CK, Bermanis I, Rehil S. (2020)** apresentam um novo método para administrar anestesia intraóssea usando tecnologia de navegação dinâmica. O estudo teve como objetivo avaliar a sua segurança e precisão tridimensional (3D) em comparação com a tradicional injeção à mão livre de anestesia intra-óssea. Os resultados mostram que a taxa de perfuração radicular foi significativamente maior para o grupo de injeção manual do que para o grupo de navegação dinâmica (22% vs 0%, *P* <0,05). Para a navegação dinâmica, o desvio de entrada 2D foi de 0,71 mm (intervalo de confiança de 95% [IC], 0,56-0,87). O desvio horizontal 2D médio foi de 0,96 mm (IC 95%, 0,79-1,14), e o desvio vertical 2D médio foi de 0,70 mm (IC 95%, 0,55-0,84). O desvio 3D na ponta foi, em média, de 1,23 mm (IC de 95%, 1,05-1,42). O desvio angular 3D global foi, em média, de 1,36° (IC de 95%, 1,15-1,56). A distância inter-radicular não foi significativamente associada a quaisquer discrepâncias 2D ou 3D[87].

**26) Bardales-Alcocer J, Ramirez-Salomon M, Vega-Lizama E, Lopez-Villanueva M, Alvarado-Cárdenas G, Serota KS, et al. (2021)** demonstram a utilização da navegação dinâmica para remover um poste debaixo de uma coroa de zircónia para o retratamento de um procedimento de canal radicular falhado. A remoção de pinos de fibra de dentes tratados endodonticamente pode representar um desafio único para os clínicos. São recomendadas várias técnicas e kits de instrumentos para a remoção de pinos de fibra, mas o risco de danos excessivos na estrutura da raiz é uma grande preocupação porque a capacidade de diferenciar a diferença de cor entre a dentina periférica e um pino de fibra ligado pode complicar a precisão da remoção. Concluíram que o sistema de navegação dinâmica permitiu a remoção minimamente invasiva do pino de fibra com um elevado grau de precisão, assegurando assim que não houve remoção desnecessária da estrutura radicular[88].

**27) Almeshari A, Abdelkarim AZ, Geha H, Khan AA, Ruparel N. (2023)** realizaram um estudo com o objetivo de examinar a exatidão dos aparelhos de tomografia computorizada de feixe cónico (CBCT) na deteção de fracturas radiculares quando utilizam diferentes definições de redução do artefacto metálico (MAR) em diferentes níveis de pico de kilovoltagem (kVp), tendo concluído que a utilização de MAR baixo a 90 kVp aumentou significativamente a exatidão no grupo de 90 kVp. Em contrapartida, o MAR médio e o MAR elevado em 70 e 90 kVp, respetivamente, diminuíram significativamente a exatidão. [89]

**28) Pires CRF, Souza-Gabriel AE, Pelozo LL, Cruz-Filho AM, Sousa-Neto MD, Silva RG (2023)** realizaram um estudo com o objetivo de avaliar a trajetória de perfuração (mm) e o desgaste dentinário (mm$^3$) de dois instrumentos utilizados durante o acesso endodôntico guiado. Vinte incisivos inferiores com canais calcificados foram selecionados por meio de tomografia computadorizada de feixe cônico (TCFC) e fixados em modelos articulados. Os exames pré-operatórios de TCFC foram realizados em combinação com o exame intra-oral, e as imagens foram reconstruídas no software BlueSky Bio para o planeamento do acesso e impressão das guias. A cavidade de acesso foi perfurada com broca de 1,0 mm de diâmetro (DSP) e broca de 0,8 mm de diâmetro (Munce). Foi realizada TCFC pós-operatória, e as imagens obtidas no pré e pós-operatório foram sobrepostas para as análises. Os dados foram analisados por um teste t e regressão linear (α = 0,05). Não foi encontrada diferença na trajetória de perfuração *(p = 0,422)*. No entanto, a broca Munce teve um maior desgaste da dentina do que a broca DSP *(p = 0,011)*. Foi encontrada uma correlação linear positiva *(R$^2$ = 0,859)* entre os factores[90].

**29)  Farronato M, Torres A, Pedano MS, Jacobs R. (2023)** realizaram um estudo
com o objetivo de avaliar a precisão em endodontia de um novo método de realidade
aumentada (RA) para a preparação de cavidades de acesso guiado em maxilares
impressos em 3D. Concluíram que a utilização da RA como guia digital para a
perfuração de cavidades de acesso endodôntico em diferentes dentes apresentou
resultados promissores e pode ter potencial para utilização clínica. No entanto, poderá
ser necessário um maior desenvolvimento e investigação antes da validação in vivo[91].

**30)  Huth KC, Borkowski L, Liebermann A, Berlinghoff F, Hickel R, Schwendicke
F, Reymus M (2024)** realizaram um estudo com o objetivo de avaliar a precisão da
localização do canal radicular utilizando uma abordagem dinâmica, guias cirúrgicos e
técnica manual in vitro. Os resultados mostram que o desvio angular variou
significativamente entre os métodos operatórios (p < .0001): à mão livre (9,53 ± 6,36°),
dinâmico (2,82 ± 1,8°) e navegação estática (1,12 ± 0,85°). O tamanho do efeito mais
elevado foi calculado para o método operatório ($\eta P^2$ =0,524), seguido do tipo de dente
(0,364) e do operador (0,08). Relativamente ao desvio da localização da base e da ponta
da broca, não foram encontradas diferenças significativas entre os métodos. O método
operatório influenciou principalmente ambos os parâmetros ($\eta P^2$ =0,471, 0,379) com
efeitos menores do tipo de dente (0,157) e do operador. A técnica à mão livre causou a
maior perda de substância (p < .001) e a navegação dinâmica a menor (p < .0001). O
tempo de cirurgia foi o mais curto para a técnica de mão livre, seguido pela navegação
estática e dinâmica. O acesso endodôntico guiado pode ajudar na localização precisa do
canal radicular e salvar a estrutura do dente[92].

# TÉCNICAS ENDODÔNTICAS GUIADAS

Os procedimentos endodônticos guiados envolvem a utilização de tecnologias de imagem avançadas e técnicas assistidas por computador para aumentar a precisão e a previsibilidade em vários tratamentos endodônticos. Segue-se uma descrição geral do procedimento endodôntico guiado:

1. **Avaliação e diagnóstico do paciente:**

   - Antes de iniciar a endodontia guiada, é efectuada uma avaliação completa do paciente, que pode incluir exames clínicos, radiografias tradicionais e, em muitos casos, tomografias computorizadas de feixe cónico (CBCT).

2. **Imagiologia CBCT:**

   - A tomografia computorizada de feixe cónico fornece imagens tridimensionais de alta resolução do dente e das estruturas circundantes. Esta tecnologia oferece informações detalhadas sobre a anatomia do canal radicular, a morfologia do canal e qualquer patologia associada.

3. **Planeamento do tratamento:**

   - Os dados da CBCT são importados para um software especializado que ajuda no planeamento do tratamento. Este software permite que o médico visualize o dente em três dimensões, facilitando a análise precisa da anatomia do canal e ajudando no planeamento do procedimento endodôntico.

4. **Conceção de percursos guiados virtuais:**

   - Utilizando o software de imagiologia, o médico pode conceber um percurso virtual guiado para os instrumentos endodônticos. Isto envolve a identificação do ponto de acesso ideal, a determinação da angulação correta para a entrada do instrumento e o planeamento da trajetória do procedimento do canal radicular.

5. **Criação de modelos estereolitográficos (STL):**

   - Com base no desenho da via virtual, pode ser criado um modelo estereolitográfico. Este modelo físico fornece uma representação tangível do dente e do seu sistema de canais radiculares, servindo de guia para o tratamento efetivo.

6. **Fabrico de guias:**

   - É fabricada uma guia ou modelo cirúrgico com base no plano virtual. Esta guia é concebida para se adaptar ao dente do paciente durante o procedimento efetivo, fornecendo um guia físico para os instrumentos endodônticos. [12]

7. **Orientação intra-operatória:**

   - Durante o procedimento endodôntico, a guia cirúrgica é colocada no dente do paciente para orientar a entrada e a angulação dos instrumentos endodônticos. Isto ajuda a garantir a exatidão e a precisão na localização e no tratamento dos canais radiculares.

8. **Instrumentação e irrigação:**

   - Os instrumentos endodônticos, guiados pela férula cirúrgica, são utilizados para limpar e modelar os canais radiculares. Podem também ser utilizadas técnicas de irrigação avançadas para assegurar a desinfeção completa do sistema de canais radiculares.

9. **Verificação e ajustamentos:**

   - Ao longo do procedimento, o médico pode verificar a exatidão da via guiada utilizando ferramentas de imagiologia. Podem ser feitos ajustes conforme necessário para garantir uma instrumentação e irrigação óptimas.

10. **Avaliação pós-operatória:**

    - Após a conclusão do procedimento endodôntico guiado, podem ser obtidas imagens pós-operatórias, como radiografias ou exames de CBCT, para avaliar a qualidade do tratamento e confirmar o sucesso do procedimento.

Os procedimentos endodônticos guiados têm como objetivo melhorar a precisão e a previsibilidade dos tratamentos endodônticos, particularmente em casos com anatomia complexa do canal radicular ou acesso difícil. A utilização de imagens avançadas e de técnicas assistidas por computador contribui para melhorar os resultados e aumentar a eficiência dos cuidados endodônticos. [12,13]

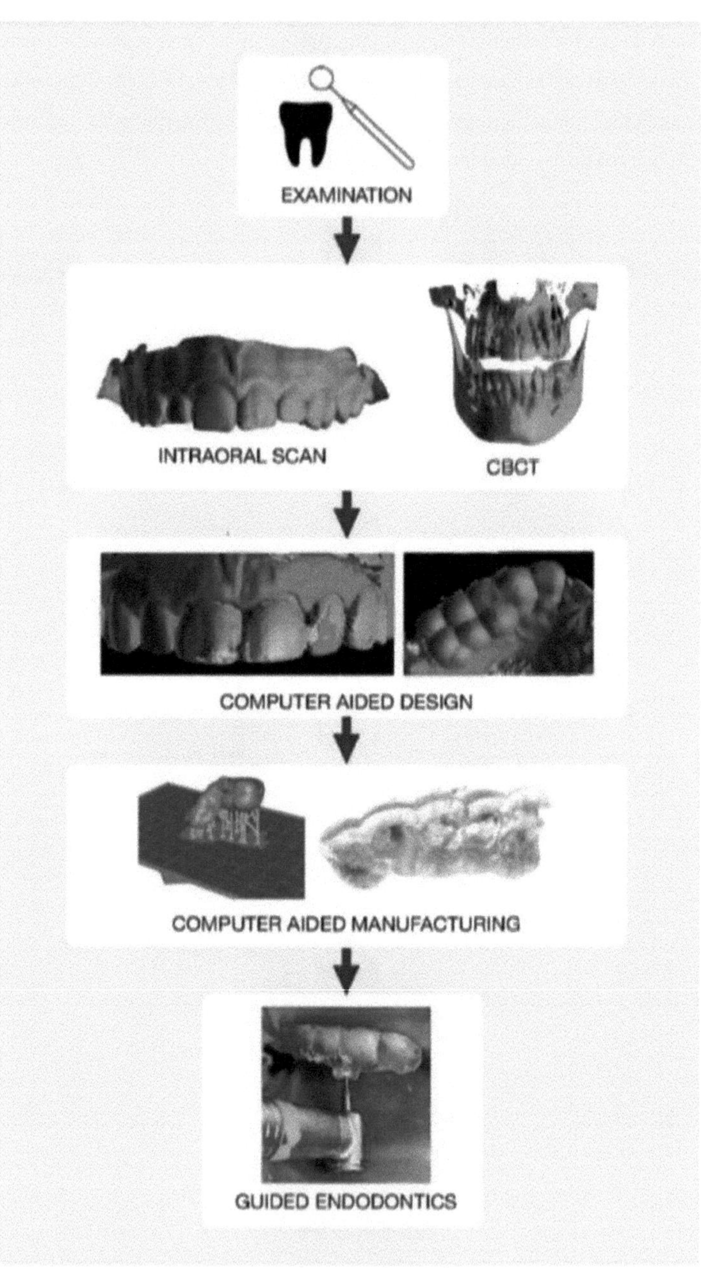


EXAMINATION
INTRAORAL SCAN
CBCT
COMPUTER AIDED DESIGN
COMPUTER AIDED MANUFACTURING
GUIDED ENDODONTICS

# Várias técnicas endodônticas guiadas

As técnicas endodônticas guiadas referem-se a métodos utilizados em endodontia (o ramo da medicina dentária que lida com a polpa dentária e os tecidos que rodeiam as raízes de um dente) em que é fornecida orientação ou assistência através de vários meios para melhorar a precisão, a eficiência e o resultado dos procedimentos endodônticos. [11,12] Estas técnicas podem envolver a utilização de tecnologias avançadas, instrumentos e sistemas de imagiologia para ajudar no diagnóstico e tratamento de problemas do canal radicular. Seguem-se algumas técnicas endodônticas guiadas comuns:

1. **Tomografia Computorizada de Feixe Cónico (CBCT):**

   - **Explicação:** A CBCT é uma técnica de imagiologia 3D que fornece imagens detalhadas de secções transversais do dente e das estruturas circundantes.

   - **Aplicação:** A CBCT ajuda no diagnóstico preciso, no planeamento do tratamento e na visualização da anatomia complexa do canal radicular[11].

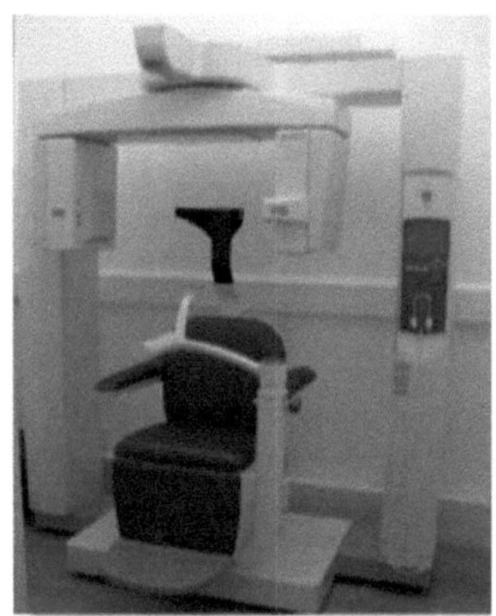

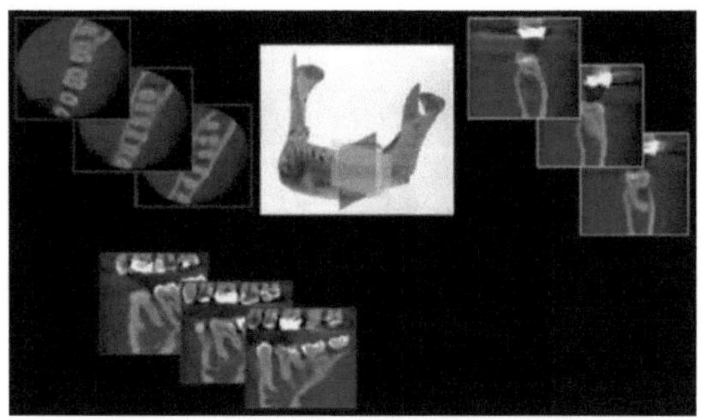

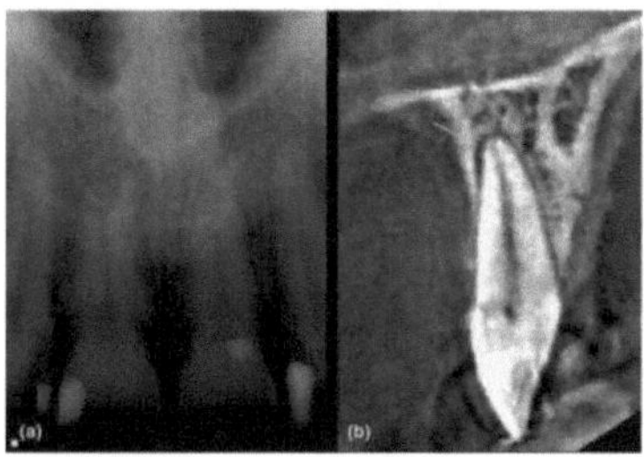

## 2. Microscópios Operacionais:

- **Explicação:** Os microscópios de alta potência com capacidades de iluminação e ampliação são utilizados para melhorar a visualização durante os procedimentos endodônticos.

- **Aplicação:** A visualização melhorada permite uma melhor identificação do orifício do canal, da anatomia complexa e da remoção de infecções ou detritos.

## 3. Radiografia digital:

- **Explicação:** Os sistemas de raios X digitais captam imagens utilizando sensores electrónicos, fornecendo imagens instantâneas com menor exposição à radiação.

- **Aplicação:** As radiografias digitais ajudam no diagnóstico, no planeamento do tratamento e na avaliação pós-operatória durante os procedimentos endodônticos.

4. **Localizadores electrónicos de vértices:**

- **Explicação:** Estes dispositivos medem o comprimento do canal radicular, ajudando a determinar o comprimento de trabalho exato do canal.

- **Aplicação:** Assegura uma instrumentação precisa e segura, evitando a sobre-instrumentação ou a sub-instrumentação durante a terapia do canal radicular.

5. **Ultra-sons:**

- **Explicação:** Os instrumentos ultra-sónicos utilizam ondas sonoras de alta frequência para ajudar na remoção de detritos, tecido pulpar ou materiais de obturação do canal radicular.

- **Aplicação:** Melhora a limpeza e a modelação do sistema de canais radiculares, especialmente em anatomias complexas. [12]

6. **Instrumentos rotativos de níquel-titânio:**

- **Explicação:** Instrumentos rotativos especializados feitos de liga de níquel-titânio para uma instrumentação eficiente e controlada do canal.

- **Aplicação:** Melhora a velocidade e a precisão da preparação do canal radicular, reduzindo o tempo de procedimento e minimizando os erros iatrogénicos.

7. **Cavidades de acesso guiado:**

- **Explicação:** Utilização de guias ou modelos para criar aberturas de acesso conservadoras à câmara pulpar.

- **Aplicação:** Facilita um acesso mais preciso e conservador, preservando a estrutura dentária e auxiliando numa melhor visualização do sistema de canais radiculares. [14]

8. **Conceção Assistida por ComputadorZFabrico Assistido por Computador (CAD/CAM):**

- **Explicação:** Utiliza tecnologia informática para conceber e fabricar instrumentos ou dispositivos endodônticos personalizados.

- **Aplicação:** Permite a criação de ferramentas personalizadas para casos específicos, melhorando a eficiência e a precisão.

As técnicas endodônticas guiadas têm como objetivo melhorar a qualidade e as taxas de sucesso dos procedimentos endodônticos através da incorporação de tecnologia e metodologias avançadas, beneficiando, em última análise, tanto o clínico como o paciente.

**Um sistema de orientação estático** em endodontia guiada refere-se normalmente à utilização de guias, modelos ou dispositivos fixos para ajudar a efetuar procedimentos endodônticos precisos e controlados. Este sistema de orientação estática pode aumentar a exatidão e a eficiência das várias etapas envolvidas no tratamento do canal radicular. [12] Seguem-se alguns componentes de um sistema de orientação estático em endodontia guiada:

1. **Acesso a guias de cavidades:**

   - Estas guias ajudam a criar aberturas de acesso conservadoras e precisas à câmara pulpar, assegurando uma remoção mínima da estrutura do dente e permitindo uma visualização adequada do sistema de canais radiculares[12].

2. **Guias de broca:**

   - Em certos casos, podem ser utilizados guias ou modelos de brocas para orientar a colocação dos instrumentos endodônticos durante a preparação do canal radicular. Estas guias ajudam a manter a angulação e a profundidade corretas[13].

3. **Guias de paragem apical:**

   - As guias podem ser utilizadas para definir um limite apical, assegurando que os instrumentos endodônticos não se estendem para além do comprimento desejado durante a preparação do canal radicular.

4. **Guias de obturação:**

   - Podem ser utilizados modelos durante a fase de obturação para orientar a colocação dos materiais de obturação no espaço do canal radicular. Isto assegura uma selagem tridimensional do sistema de canais. [13,14]

5. **Guias cirúrgicos personalizados:**

   - Nos casos em que a endodontia cirúrgica é necessária, como a cirurgia apical ou a colocação de obturação retrógrada, podem ser utilizadas guias cirúrgicas personalizadas para direcionar com precisão os instrumentos cirúrgicos e aumentar a precisão do procedimento.

6. **Modelo para aceder a canais calcificados:**

   - Em situações em que os canais estão calcificados ou têm uma anatomia complexa, os modelos podem orientar o médico na localização e acesso a esses canais com maior precisão. [14]

7. **Modelos radiográficos:**

   - Os modelos concebidos para fins radiográficos podem ajudar a obter radiografias padronizadas e posicionadas de forma consistente durante as várias fases do tratamento endodôntico.

O sistema de orientação estático baseia-se em modelos ou guias pré-concebidos que são posicionados no dente para ajudar o dentista a executar tarefas específicas com precisão. Estes modelos podem ser fabricados utilizando tecnologias avançadas como o desenho assistido por computador (CAD) e podem basear-se em dados de imagiologia de diagnóstico, proporcionando uma abordagem personalizada e específica do doente.

A utilização da orientação estática na endodontia guiada tem como objetivo reduzir os erros de procedimento, aumentar a eficiência e contribuir para o sucesso global da endodontia

## Tipos de guias endodônticas

1. Dependendo da sua utilização no tratamento endodôntico:

(a)  Guias não cirúrgicos: Utilizadas para localizar canais calcificados de forma não cirúrgica ou cavidades de abertura de acesso alargado apicalmente

(b)  Guias cirúrgicas: Utilizadas principalmente para cirurgias endodônticas, especialmente para procedimentos de ressecção da extremidade da raiz

2. Dependendo do seu apoio:

(a) Guia com suporte dentário: Assenta sobre a dentição do paciente. Não é necessário um pino de ancoragem. Utilizado principalmente para tratamentos endodônticos guiados não cirúrgicos.

(b) Guia com suporte de mucosa: Apoia-se sobre os tecidos moles do doente. Os pinos de fixação são inseridos na mucosa. Não é preferível para tratamentos endodônticos.

(c) Guia com suporte ósseo: Assenta na superfície óssea após a reflexão do retalho. Os pinos de fixação são inseridos no osso. Pode ser utilizado para endodontia cirúrgica.

3. Classificação dos gabaritos endodônticos cirúrgicos :

(a) Modelo não orientador para retração de tecidos moles

(b) Modelo para a preparação cortical

(c) Modelo de guia piloto

(d) Guia completo para uma trefinação óssea e tratamento ressectiododôntico da extremidade radicular, melhorando a precisão de cada etapa do processo[15].


## Abordagem não cirúrgica guiada por estática para canais calcificados de dentes anteriores

A endodontia guiada por estática pode ser muito útil na negociação e preparação de câmaras pulpares e canais parcial ou totalmente obliterados.

### O procedimento de orientação estática passo a passo

A endodontia guiada com um sistema de orientação estático em dentes anteriores envolve passos específicos adaptados à anatomia e estética únicas destes dentes. Apresentamos de seguida uma visão geral dos passos envolvidos na endodontia guiada por um sistema de orientação estático em dentes anteriores:

**Diagnóstico por imagem**

Obter imagens de diagnóstico de alta resolução, tais como tomografias computorizadas de feixe cónico (CBCT) ou radiografias periapicais de alta qualidade, para avaliar a anatomia interna dos dentes anteriores.

**Planeamento de tratamento virtual**

Utilizar software de desenho assistido por computador (CAD) para criar um plano de tratamento virtual com base nas imagens de diagnóstico. Ter em conta as considerações estéticas e anatómicas dos dentes anteriores ao planear a localização das cavidades de acesso [15]

**Conceção do sistema de orientação**

Conceber um sistema de orientação estático que se adapte à forma e posição únicas dos dentes anteriores. A guia deve indicar a localização exacta e o ângulo da cavidade de acesso de uma forma que tenha um impacto mínimo na estética.

**Fabrico da guia**

Produzir o sistema de guia estático utilizando técnicas de fabrico assistido por computador (CAM). Assegurar que a guia é projectada para encaixar firmemente no dente anterior, proporcionando estabilidade durante o procedimento. [15,16]

**Preparação do doente**

Preparar o doente para o procedimento endodôntico guiado, incluindo o isolamento do dente e a administração de anestesia local para conforto do doente.

### Colocação do sistema de orientação

Coloque cuidadosamente o sistema de guia estático no dente anterior com base na localização da cavidade de acesso projectada. Certifique-se de que a guia não interfere com a estética do dente. [17]

### Preparação da cavidade de acesso

Utilize o sistema de orientação para criar uma cavidade de acesso conservadora e precisa. Considere o impacto cosmético e procure uma remoção mínima da estrutura dentária para preservar a estética do dente anterior.

### Visualização e ampliação

Utilizar microscópios operacionais ou ferramentas de ampliação para aumentar a visibilidade durante o procedimento. A ampliação ajuda a identificar e a navegar na anatomia do canal radicular sem comprometer a estética[18].

### Exploração do canal radicular

Utiliza instrumentos especializados para explorar e localizar os orifícios dos canais radiculares. O sistema de orientação ajuda a navegar no sistema de canais radiculares com precisão, especialmente nos casos em que os dentes anteriores podem ter configurações complexas de canais.

### Limpeza e modelação

Proceda à limpeza e modelação dos canais radiculares utilizando instrumentos adequados. O sistema de orientação ajuda a manter a angulação e a profundidade corretas durante a instrumentação, preservando o aspeto estético do dente.

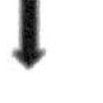

### Obturação

Conclua o tratamento do canal radicular preenchendo e selando os canais limpos. O sistema de orientação também pode ajudar na colocação exacta dos materiais de obturação, assegurando uma selagem adequada.

### Avaliação pós-procedimento

Avaliar o sucesso do procedimento endodôntico guiado por meio de diagnóstico por imagem, considerando os aspectos funcionais e estéticos do dente anterior tratado.

Ao longo destes passos, a ênfase é colocada na obtenção de resultados endodônticos óptimos, preservando a estética natural dos dentes anteriores. O sistema de orientação estático contribui para a precisão e previsibilidade do procedimento, melhorando os resultados funcionais e estéticos. [19,20,21]

## Abordagem não cirúrgica guiada por estática para dentes posteriores

A endodontia guiada estática tem sido utilizada com sucesso em dentes anteriores. No entanto, com precaução, este método também pode ser aplicado a dentes pré-molares e molares se a distância inter-oclusal for óptima para acomodar a guia endodôntica, a broca e a peça de mão. Para o tratamento guiado de dentes posteriores, um bom armamentário e uma distância inter-oclusal adequada são a chave para o sucesso. [21]

**Considerações sobre a abordagem guiada para dentes posteriores**

**Indicações**

- ✓ Canal calcificado: predispõe a muitos desafios clínicos para o operador. A abordagem guiada reduzirá o risco de acidentes endodônticos em canais calcificados.
- ✓ Abordagem endodôntica minimamente invasiva: A endodontia

minimamente invasiva (MIE) é um conceito que visa preservar a estrutura dentária coronal, cervical e radicular saudável durante o tratamento endodôntico.

✓ Re-tratamentos radiculares selectivos: O retratamento do canal radicular é tradicionalmente considerado uma abordagem de tratamento "tudo ou nada". Normalmente, recomenda-se que todos os materiais de restauração e obturação sejam removidos de todas as raízes, independentemente da presença ou ausência de patologia periapical.

**Avaliação da distância inter-oclusal**

Para um espaço inter-oclusal limitado, o operador pode utilizar as seguintes opções:

- Utilização de brocas curtas: A disponibilidade limitada de tais brocas e brocas limita a utilização da abordagem endodôntica guiada em dentes posteriores.

- Planear um acesso angulado para a broca, dependendo da projeção do canal

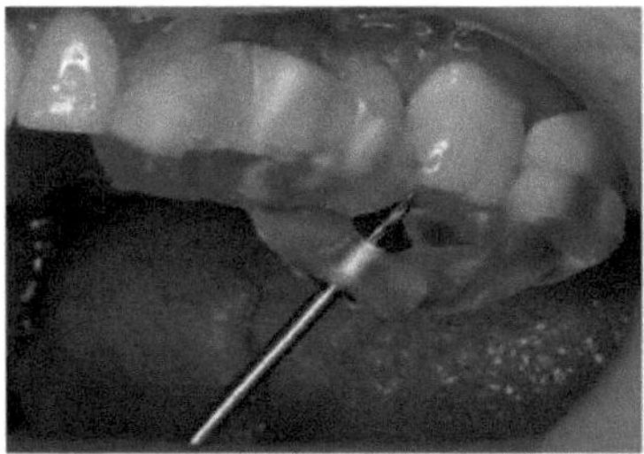

Guia endodôntica e broca try-in para dentes posteriores. A distância interoclusal deve ser adequada para esta abordagem. O desenho da guia foi modificado pela incorporação de uma janela de inspeção [22]

**Como avaliar a acessibilidade com um guia de simulação e exercícios?**

Testar a distância inter-oclusal com material de impressão de silicone, colocando-o na região a ser tratada. As dimensões do bloco de silicone devem ser semelhantes às das guias planeadas. Segurá-lo na boca e imitar os movimentos das brocas. Retire-o e coloque-o juntamente com as brocas, algumas vezes, para confirmar a acessibilidade. Este teste preliminar é importante antes de planear o tratamento guiado para dentes posteriores[23].

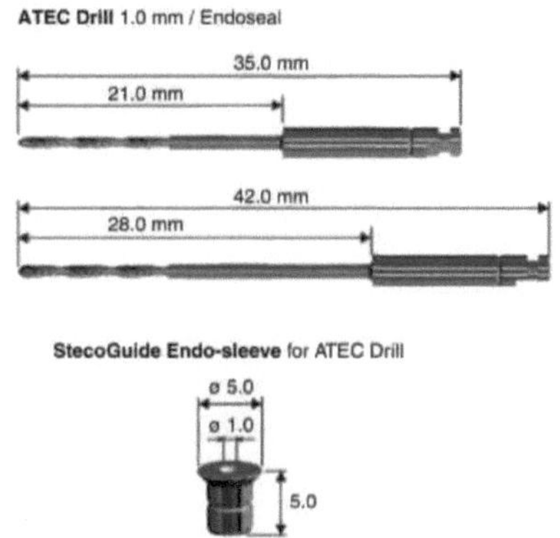



**Brocas e casquilhos utilizados na abordagem guiada 3D estática para dentes posteriores** Qualquer broca com diâmetro entre 0,75 e 1,2 mm pode ser utilizada para perfuração. Estão disponíveis no mercado brocas endo-guide especiais com casquilhos para endodontia guiada, fabricadas pela Steco. A altura recomendada do casquilho para dentes posteriores é de 5-6 mm. Poucos fabricantes imprimem em 3D o casquilho em plástico ou resina juntamente com a guia. Este conceito é interessante, mas requer mais estudos e investigação para provar a sua exatidão.

**Como reduzir o sobreaquecimento durante o tratamento guiado?**

- Tentar evitar a utilização de brocas de alta velocidade. Após cada 1 mm, interromper a perfuração para permitir o arrefecimento.

- Modificar o desenho da guia: Planear uma janela de inspeção à volta do dente na superfície vestibular e oclusal para assegurar o arrefecimento externo durante a perfuração, permitindo também a utilização de líquido de arrefecimento extra durante a perfuração [21,22]

**Procedimento clínico passo a passo**

1. Verificar a estabilidade da guia no molde e intra-oralmente.

2. Avaliar a precisão dimensional da broca-guia (concentricidade e excentricidade),

uma vez que o aumento da excentricidade pode levar a uma imprecisão apical grosseira durante a perfuração.

3. Com a ajuda do guia, marcar o ponto de entrada do acesso através da manga com uma pequena broca no esmalte ou na restauração.

4. Remover o esmalte ou a restauração existente à mão livre, sem guia. (Para evitar o sobreaquecimento, as brocas de alta velocidade não devem ser utilizadas com a manga metálica).

5. Depois de retirar o esmalte, colocar a guia. Fixe-a com os dedos ou com um parafuso de fixação.

6. Introduzir a broca-guia na broca de manga e perfurar, com cuidado, a dentina. Com esta abordagem, podemos conseguir uma conservação direta da dentina.

7. Para evitar o sobreaquecimento, perfurar em períodos curtos e intermitentes. Utilize uma quantidade abundante de água de arrefecimento. Limpar corretamente a broca após cada passagem.

8. Iniciar a perfuração com uma broca curta. Depois de atingir o terço coronal da raiz, utilize

de broca longa para atingir o ponto-alvo. Com este método, a angulação incorrecta e

a oscilação da broca longa pode ser evitada.

9. Depois de atingir a profundidade pré-planeada, explore o canal. Se não for possível negociar o canal, tentar perfurar mais para dentro do canal. Uma vez que o canal tenha sido negociado, efectue a preparação biomecânica. [23]

### Técnica de Guia Intra-Coronal

Os molares são os dentes que mais frequentemente necessitam de RCT. Em casos de obliteração do canal, eles podem ser tratados usando um conceito endodôntico guiado. Se a distância inter-oclusal for reduzida, o conceito pode ser alterado utilizando uma técnica de guia intra-coronal desenvolvida por Jorgen Buchgreitz et al.

### Passos da técnica de guia intra-coronal

1.  Efetuar a abertura do acesso e completar a preparação biomecânica dos canais acessíveis.

2.  Bloquear os canais acessíveis com hidróxido de cálcio ou com o material de obturação final da raiz.

3.  Tomografia computorizada de feixe cónico e exame de superfície do quadrante.

4.  Conceber o trajeto do guia na tomografia computorizada de feixe cónico.

5.  Fundir as digitalizações e produzir o guia por impressão tridimensional ou Fresagem tridimensional.

6.  Controlar o ajuste da guia e a possibilidade de o pino passar livremente através da manga e alcançar o chão da cavidade de acesso.

7.  Humedecer a superfície da cavidade de acesso e preencher a cavidade de acesso com material compósito fotopolimerizável.

8.  Colocar a guia sobre os dentes e pressionar a cavilha através da manga na guia, bem como através do compósito até ao fundo da cavidade de acesso.

9.  Fotopolimerização através da guia.

10.  Remova a guia e o pino. Escanear o canal através do trajeto da guia no composto.

11.  Remover o compósito fotopolimerizável. Concluir o tratamento do canal radicular. [23,24]

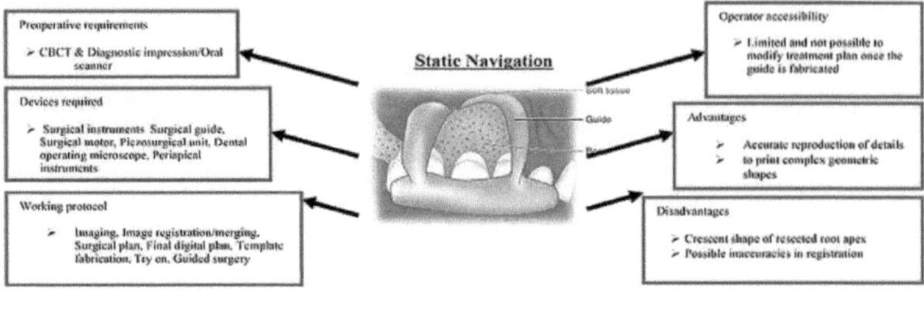


Vs.

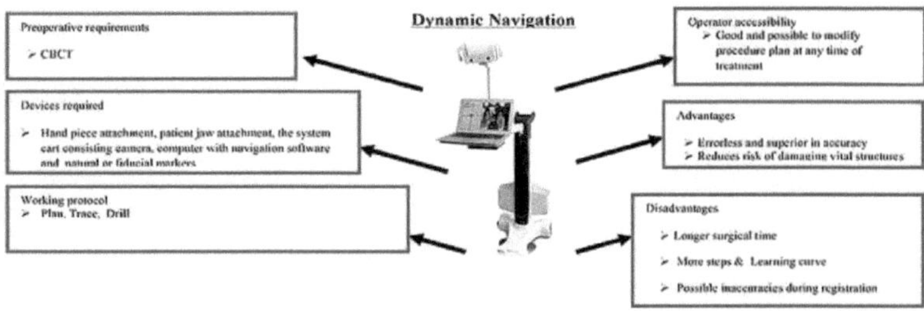


### Navegação dinâmica em endodontia

O que é a navegação dinâmica?

A navegação dinâmica é uma tecnologia promissora concebida para orientar a colocação de brocas/implantes em tempo real através de um computador. Baseia-se em informações geradas a partir da tomografia computorizada (TC) do paciente. Em medicina dentária, a cirurgia com navegação dinâmica consiste na colocação de uma broca ou implante, utilizando um sistema de navegação por computador em tempo real, com base nos dados gerados a partir da tomografia computorizada de feixe cónico (CBCT) do paciente.

A navegação dinâmica é uma tecnologia promissora concebida para orientar a colocação de brocas/implantes em tempo real através de um computador. Baseia-se em informações geradas a partir da tomografia computorizada (TC) do paciente. Em medicina dentária, a cirurgia com navegação dinâmica consiste na colocação de uma broca ou implante, utilizando um sistema de navegação por computador em tempo real, com base nos dados gerados a partir da tomografia computorizada de feixe cónico do doente [25]

## Princípios da navegação dinâmica

A navegação dinâmica é normalmente "baseada em imagens": requer a radiografia do paciente

dados para a navegação. Para compreender o processo de navegação, é necessário conhecer três terminologias.

1.  Aquisição de imagens: Significa obter os dados radiográficos do paciente. Os dados das imagens de CBCT (ficheiro DICOM) são utilizados para a navegação em tratamentos dentários.

2.  Planeamento: Antes da cirurgia, os objectos e as áreas de interesse podem ser planeados nas imagens, enriquecendo assim os conjuntos de dados.

3.  Registo: Antes de se utilizar a primeira broca, é necessário fazer corresponder os dados de imagem pré-operatórios à posição atual do doente através de um processo de registo. Este é o processo para estabelecer uma relação entre o sistema de coordenadas "real", tal como definido pela matriz de referência do doente, e o sistema de coordenadas "virtual" dos dados de imagiologia. O registo pode ser baseado em pontos emparelhados ou utilizar rotinas de correspondência de superfícies. É também conhecido por Tracing ou registo de traços. Assim, o cirurgião vê virtualmente a situação atual e os conjuntos de dados de imagiologia sobrepostos. Após um processo de registo adequado, pode ser iniciado um tratamento dinâmico navegado

O sistema de navegação dinâmica é, de certa forma, idêntico a um sistema de navegação comummente utilizado num automóvel. Ambos tentam localizar ou determinar uma posição no espaço no contexto do meio envolvente. [26]

## Componentes de navegação dinâmica e fluxo de trabalho

Componentes

Os componentes básicos de qualquer sistema de navegação dinâmica são os seguintes

* Fixação da peça de mão

- Fixação do maxilar do paciente

- O carro do sistema, que é composto pelas câmaras, um computador com um sistema de navegação

software

- Marcadores naturais ou fiduciais que são utilizados durante o exame radiológico como pontos de referência para o registo do instrumento [27]


**Fluxo de trabalho da navegação dinâmica**

Para orientar a perfuração, o sistema de navegação tem de mapear com precisão a ponta da broca para a imagem de TC do maxilar utilizada para planear a implantação. Os sensores são colocados no corpo da peça de mão e o clip extra-oral é ligado aos marcadores fiduciais. Isto é conseguido em três passos, executados pela seguinte ordem:

1. **Registo de traços**: As imagens de TCFC são combinadas com os dentes, através do Jaw Tracker ou do Head Tracker montados no doente, registando o exame de TCFC nos dentes e/ou no osso. Para o registo de traços, um traçador calibrado (como uma caneta stylus ou um polidor de bolas) monitorizado pela câmara Micron Tracker é deslizado ao longo da superfície do dente, em movimento de escovagem, enquanto o sistema recolhe amostras de pontos ao longo do seu percurso. A "nuvem de pontos" recolhida é então automaticamente combinada da melhor forma possível com a superfície exterior dos dentes no exame CBCT. Para uma melhor precisão, podem ser traçados um mínimo de 3 e um máximo de 6 dentes. Deve ser efectuada uma verificação da precisão nas 3 direcções (ântero-posterior, laterolateral e oclusogengival) para verificar a precisão do registo nos 3 eixos. [27]

2. **Calibração:** Mapeamento da ponta da broca para o DrillTag. A calibração do eixo de perfuração é efectuada uma vez, antes do início da operação, colocando o mandril da peça de mão sobre um pino no JawTag. Após cada mudança de broca, a localização da ponta da broca é calibrada tocando num ponto no calibrador.

3. **Seguimento**: Mapeamento do DrillTag (fixação da peça de mão) para o JawTag (fixação da mandíbula). Este processo é dinâmico e é efectuado durante toda a operação pelo sistema de rastreio ótico. O rastreio contínuo é muito importante para alcançar os

resultados do tratamento planeado[28].

**WorkFow passo a passo**

1. Efectue um exame CBCT de toda a arcada com alta resolução e pequeno campo de visão (FOV). Importar os dados da digitalização para o sistema de navegação dinâmico.

2. Planear o tratamento endodôntico em ficheiro CBCT no software de navegação dinâmica. Planear o percurso da broca virtual para o tratamento não cirúrgico. Manter o diâmetro do trajeto virtual o mais reduzido possível (não mais de 1,0 mm). Para a microcirurgia endodôntica, planear o local e o tamanho da ostoeomia. O nível e a angulação da ressecção da extremidade da raiz também podem ser planeados simultaneamente[28].

3. Instalar o dispositivo de seguimento do doente (JawTracker ou HeadTracker). Este deve ser colocado dentro do alcance do sistema de seguimento da câmara. O microscópio endodôntico deve ser utilizado cuidadosamente para evitar quaisquer erros durante a utilização da navegação dinâmica[29].

4. Registar o exame de CBCT no paciente utilizando o registo Trace de uma das seguintes formas: (i) Traçando diretamente no exame de CBCT, (ii) Utilizando um exame intra-oral sobreposto ou emparelhado com o exame de CBCT, (iii) Utilizando o NaviBite (quando o dente e os dentes vizinhos têm restaurações metálicas de cobertura total).

5. A colocação e o traçado do localizador do doente (JawTracker) devem ser concluídos antes da colocação do dique de borracha. O isolamento do dique de borracha deve ser efectuado e o dique de borracha e a braçadeira não devem exercer qualquer força sobre o seguidor do doente[30].

6. Calibrar a peça de mão (peça de mão de velocidade lenta, alta velocidade ou piezoeléctrica) e a broca (furar) com o calibrador. A precisão do registo deve ser avaliada antes da perfuração.

7. Durante a perfuração, siga o percurso planeado e conclua o tratamento. Se tiverem de ser utilizadas várias brocas, calibrar cada broca antes de a utilizar intra-oralmente e efetuar sempre uma verificação da precisão.

8. Para a microcirurgia endodôntica, é necessário efetuar um traçado e uma calibração

semelhantes. Calibre a serra para ossos antes de a utilizar e calibre também as suas
dimensões para uma melhor precisão. Normalmente, a osteotomia e a ressecção da
extremidade da raiz são efectuadas simultaneamente com um corte preciso da serra de
osso. Se os resultados da verificação da precisão forem fracos, voltar a traçar a CBCT e
efetuar o tratamento. [31]

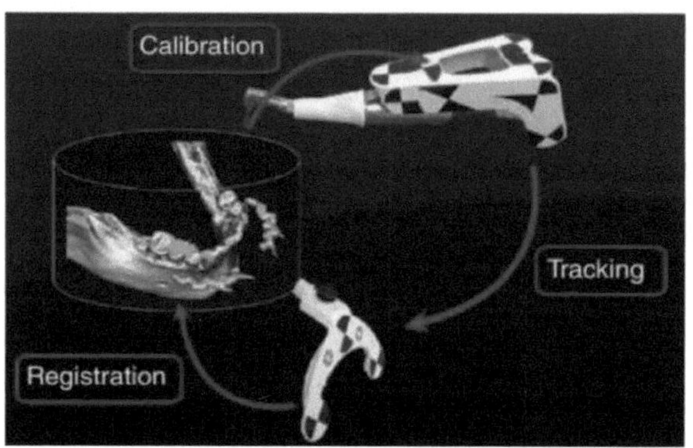


## ESTUDOS DE CASOS QUE ILUSTRAM A APLICAÇÃO DE CADA TÉCNICA.

1) Uma paciente do sexo feminino (25 anos) foi encaminhada para a clínica para
fazer um tratamento de canal do dente n.º 9. O dente estava sensível à percussão
e a radiografia mostrava uma patose apical. O canal radicular parecia
parcialmente obliterado na radiografia, mas era visível na metade apical da raiz.
O dentista que o encaminhou não conseguiu localizar o canal radicular e o
tratamento foi concluído com o fecho da abertura de acesso com uma obturação
provisória

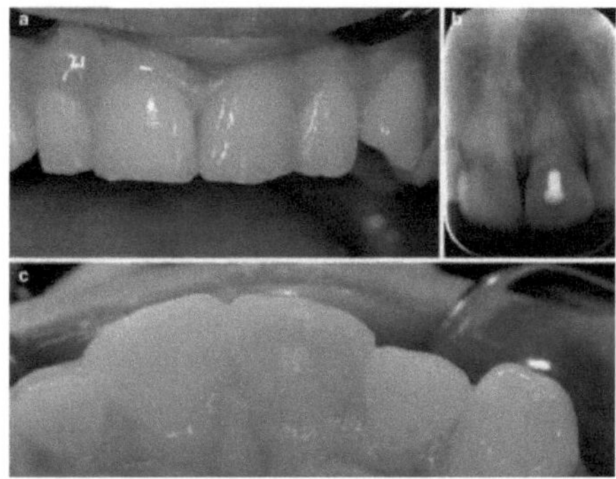

(a) Descoloração do dente n° 9. (b) A parte incisal do canal radicular está aparentemente obliterada. (c) Obturação provisória após a primeira tentativa de abertura de acesso

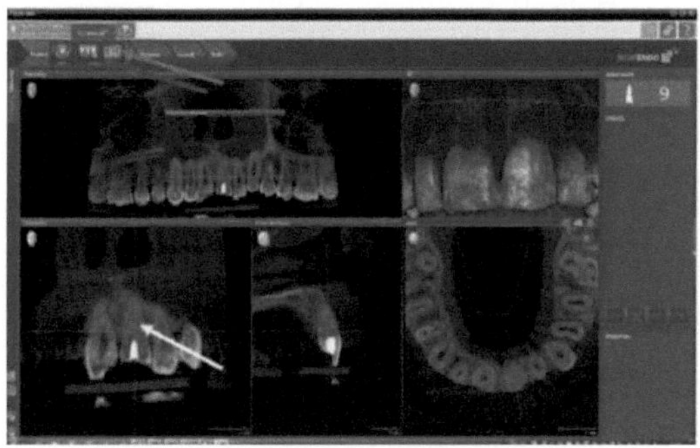

O exame de CBCT carregado no programa SICATENDO. O canal radicular do dente #9 parece parcialmente obliterado (seta branca). Ao clicar na caixa no ecrã, uma radiografia 2D será sobreposta à vista panorâmica ou à vista tangencial, se a radiografia 2D for compatível (seta vermelha). Ao clicar na caixa da seta azul, o ecrã seguinte apresenta a impressão ótica (impressão ótica Cerec ou digitalização de superfície)

Na clínica, próxima visita

A) O trajeto da broca pode ser inclinado em torno do alvo (seta branca) para evitar interferir com o bordo incisal (curva verde)

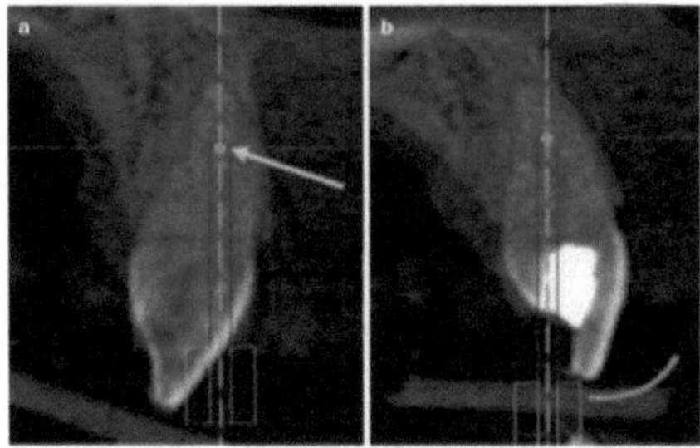

B) Captura de ecrã do programa de software após o planeamento da guia endodôntica. Este ficheiro pode ser enviado para a impressora 3D ou para a empresa de fresagem, clicando no símbolo do carrinho de compras (seta vermelha)

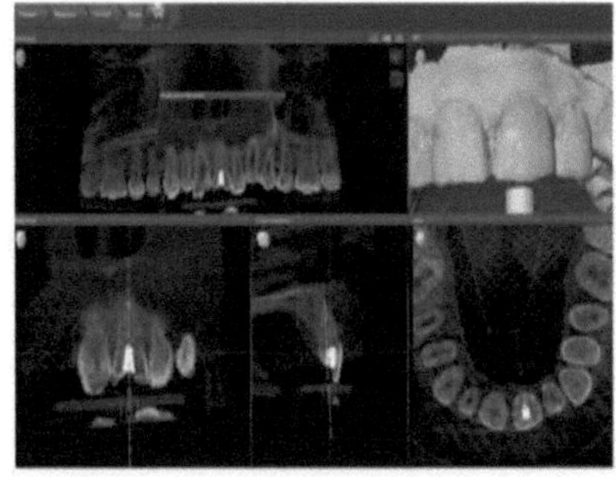

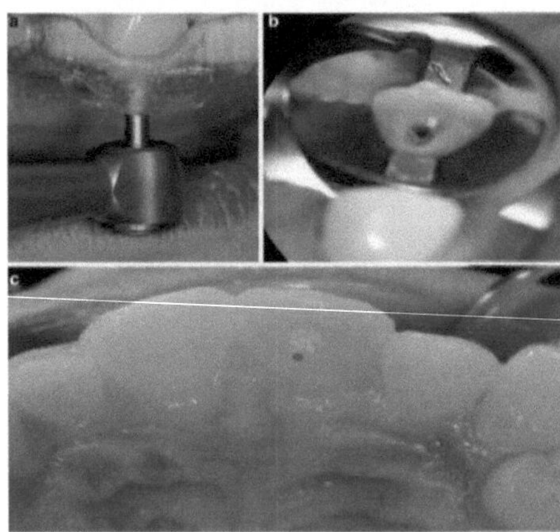

(a) A marcação indica o ponto de entrada para a perfuração guiada. (b) A perfuração

guiada através da manga metálica. (c) O canal foi negociado com sucesso e foi
efectuada a moldagem. Note-se que o esmalte da cavidade de acesso foi
removido antes da perfuração guiada e, devido ao ângulo selecionado, a
cavidade de acesso está ligeiramente afastada da primeira cavidade de acesso
[32]

## Abordagem não cirúrgica guiada por estática para dentes posteriores

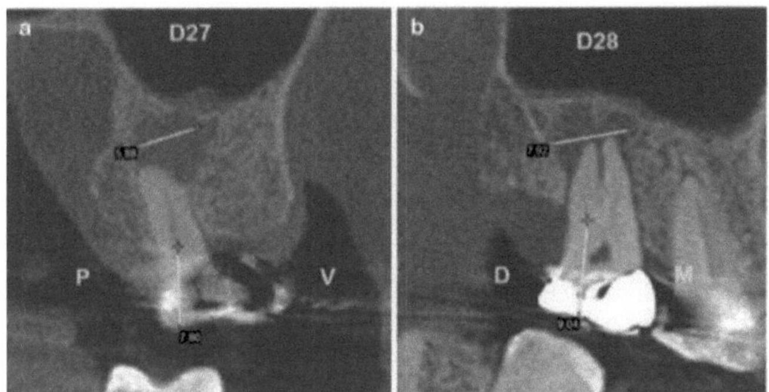

1)Uma mulher de 61 anos de idade relatou dor na região do molar superior esquerdo. O
segundo e terceiro molares esquerdos apresentavam sinais de periodontite apical
confirmados pelas tomografias computadorizadas de feixe cônico (TCFC) trazidas pela
paciente na consulta inicial. O tratamento endodôntico convencional foi interrompido
devido à dificuldade de localização dos canais radiculares. O exame intra-oral e a TCFC
foram utilizados para planear o acesso aos canais calcificados.

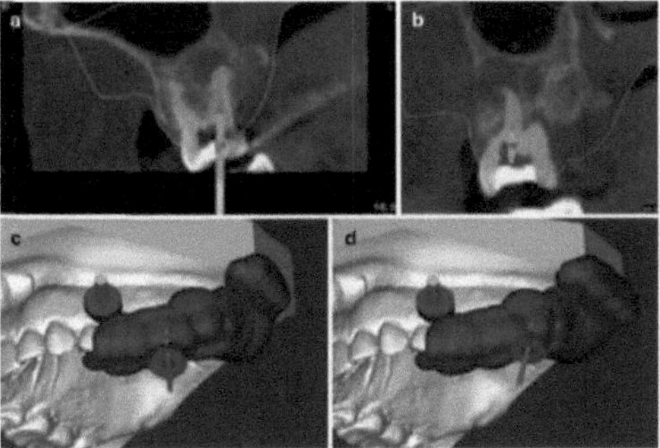

canais através de um software de planeamento. As guias foram fabricadas através de prototipagem rápida e permitiram a orientação correta de uma broca cilíndrica utilizada para permitir o acesso através das calcificações. De seguida, os canais radiculares foram preparados com instrumentos endodônticos alternativos e repousaram durante 2 semanas com medicação intra-canal. Posteriormente, os canais foram obturados com cones de guta-percha utilizando a técnica de compressão hidráulica. Foram realizadas restaurações definitivas das cavidades de acesso. Ao comparar as imagens tomográficas, os autores observaram uma drástica redução das lesões periapicais, bem como a ausência de sintomas de dor após 3 meses. Essa condição foi mantida no acompanhamento de 1 ano. Assim, a técnica endodôntica guiada, em molares, pode ser considerada uma excelente opção para a localização de canais radiculares calcificados, evitando insucessos em casos complexos [35,36]

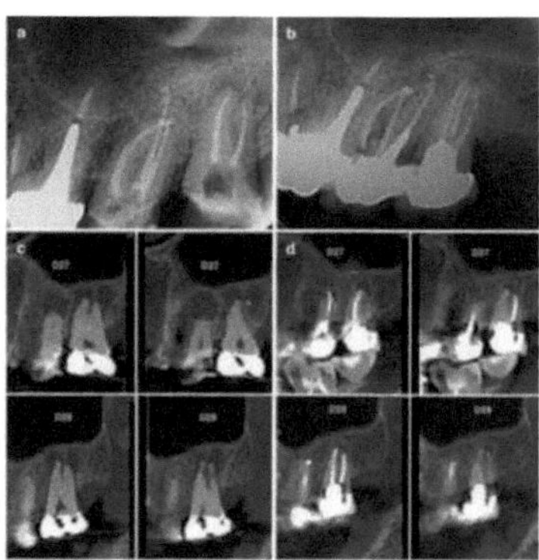

**Aplicação de um guia estático endodôntico na remoção de pinos de fibra de um dente comprometido**

A remoção de um pino de fibra de um canal radicular que requer retratamento endodôntico é muitas vezes um grande desafio. As técnicas convencionais de remoção de pinos de fibra à mão livre são demoradas, por vezes resultam em erros iatrogénicos e dependem muito da experiência do profissional. A guia estática endodôntica pode ser um método alternativo. Embora a utilização de uma guia endodôntica estática impressa em 3D para a remoção de pinos de fibra tenha sido relatada como altamente bem-sucedida, ela também pode causar complicações. A omissão de quaisquer passos críticos durante a construção da guia ou a sua aplicação clínica pode levar a erros. Este relato de caso apresenta o salvamento de um dente comprometido com um pino de fibra fracturado e uma lesão periapical em torno do ápice através da utilização de um guia endodôntico estático para a remoção de pinos de fibra. Este estudo descreve possíveis fontes de erro que podem ocorrer durante a construção e uso clínico da guia. [34]

**Figura 1**

(a) Exame clínico perioperatório mostrando um dente #9 fracturado. (b) Radiografia periapical perioperatória mostrando tratamento endodôntico inadequado com um pino de fibra fracturado no canal radicular. (c) Avaliação perioperatória por TCFC. O corte sagital do dente #9 confirma uma área radiolúcida com uma placa vestibular e palatina intacta

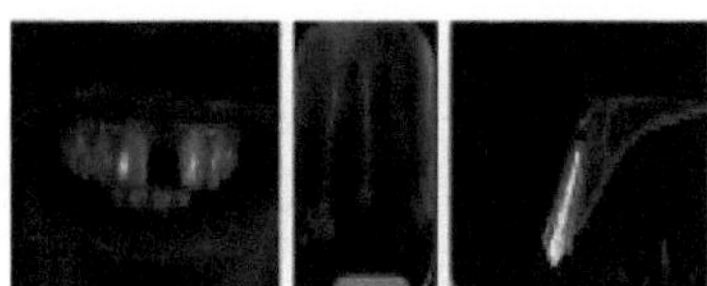

**Figura 2**

(a) Impressão ótica da arcada maxilar utilizando o formato STL. (b) O ficheiro STL e o ficheiro DICOM obtidos por CBCT são fundidos virtualmente. (c) Planeamento virtual da remoção do pilar de fibra no plano coronal e (d) no plano sagital. A broca foi posicionada ao longo do eixo longo do pilar de fibra até à sua extremidade apical.

**Figura 3**

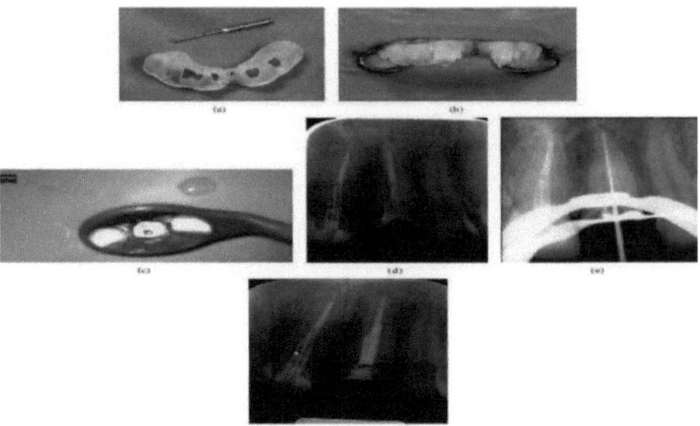

(a) Broca Munce e guia endodôntico estático com manga metálica. (b) A guia foi posicionada nos dentes para verificar o encaixe correto. (c) Uma vista microscópica mostrando uma verificação do eixo de perfuração em direção à guta-percha. (d) A radiografia periapical indica algum desvio do trajeto pretendido. (e) Radiografia de determinação do comprimento de trabalho. (f) Radiografia final com obturação provisória.

**Figura 4**

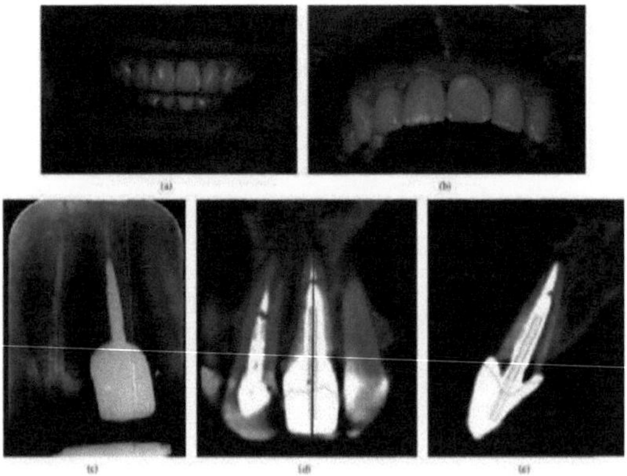

(a) Vista clínica pós-operatória de uma restauração definitiva. (b) Vista clínica de 6 meses de pós-operatório. (c) Vista radiográfica de 6 meses de pós-operatório mostrando a cicatrização periapical. (d, e) Vista coronal e sagital da TCFC pós-operatória mostrando a redução dimensional da lesão periapical.

## Navegação dinâmica em endodontia

Paciente do sexo masculino, 34 anos, com um incisivo lateral superior direito sintomático (dor ao mastigar). O dente tinha sido tratado endodonticamente há 3 anos. O médico que o encaminhou prescreveu um exame de tomografia computorizada de feixe cónico (CBCT), que revelou uma lesão periapical no dente, que era sensível à percussão. O paciente recusou um retratamento não cirúrgico para evitar qualquer dano ou alteração da restauração coronal existente. Por conseguinte, após a recolha do consenso informado, foi planeado um tratamento endodôntico cirúrgico. O paciente consentiu em ser tratado por um estudante de graduação sob a supervisão de um tutor com o auxílio do sistema Navident

Figura 1(JI) Vista bidimensional e *(B)* sagital de CBCT do dente interessado; as imagens mostram a lesão de diferentes vistas.

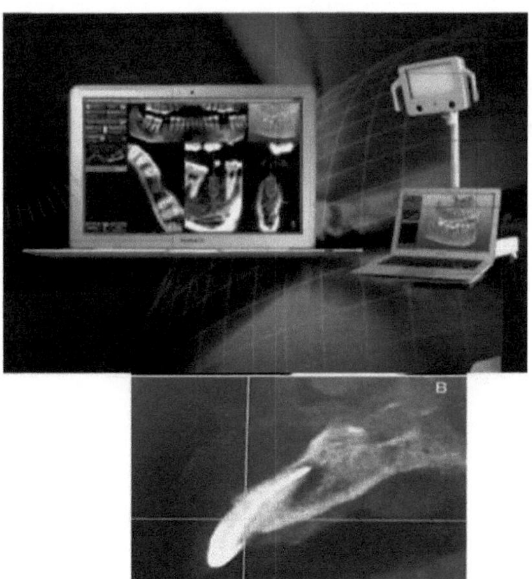

Figura 2. O dispositivo do sistema de navegação Navident

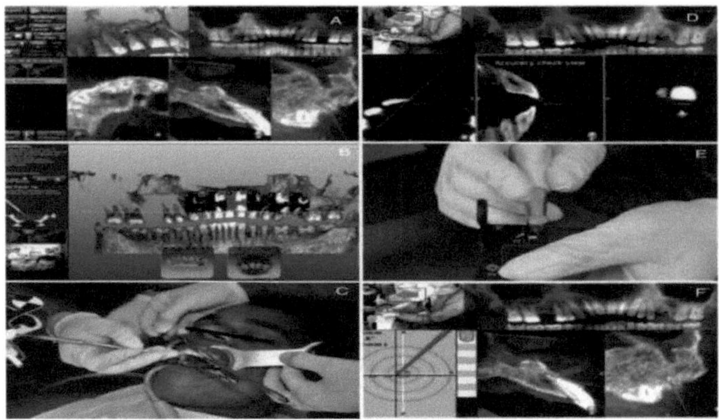

*(A)* Planeamento do tratamento utilizando o exame de TCFC anterior do doente. *(B)* Traçado: a fase de calibração do sistema é efectuada através da seleção de 6 pontos diferentes nas reconstruções do software. *(C)* É montado um suporte fixo na boca do paciente, que pode ser reconhecido pelo

As câmaras do Navident, após o que os 6 pontos pré-selecionados são traçados utilizando uma ferramenta que apresenta um suporte que pode ser reconhecido pelo Navident para criar uma correspondência entre o exame CBCT e o maxilar do paciente. *(D)* O traçado é completado por uma vista de verificação da precisão. *(E)* Antes da utilização, a peça de mão e as brocas devem ser calibradas. *(F)* Perfuração sob orientação dinâmica: a direção e a angulação da broca durante o procedimento cirúrgico podem ser verificadas em 3 vistas CBCT diferentes.

*(A)* O acesso cirúrgico minimamente invasivo de 0~3 mm foi possível através da utilização do sistema de cirurgia de navegação dinâmica, utilizando uma broca cirúrgica redonda montada numa peça de mão de alta velocidade

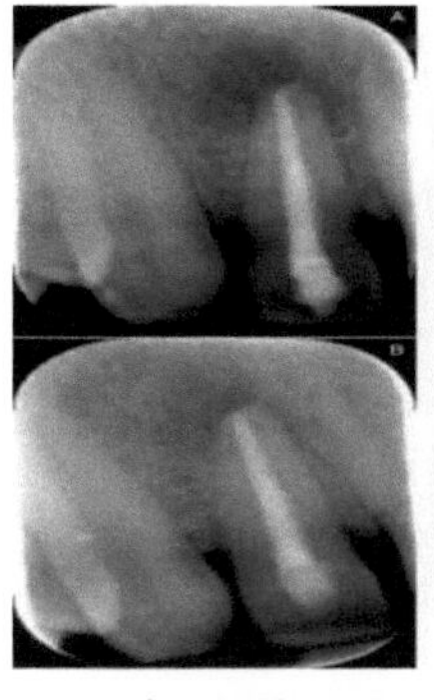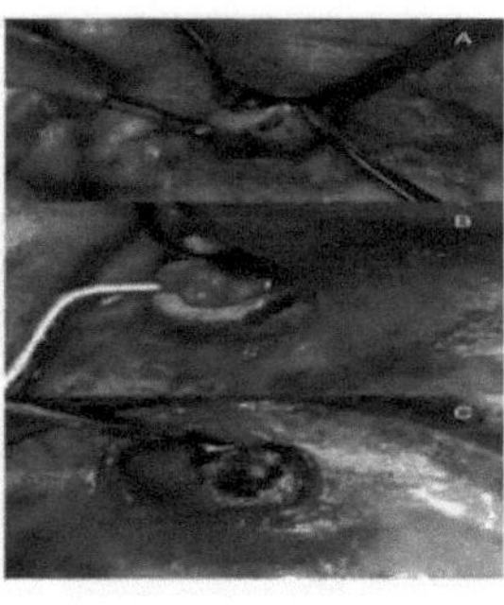

sob irrigação com spray de NaCl a 0,9% e verificada visualmente no ecrã Navident. *(B)* A remoção da lesão foi realizada muito facilmente devido à cavidade de acesso precisa. *(C)* O espaço retrógrado foi criado utilizando uma ponta de ultra-sons com 3 mm de comprimento; a cavidade de acesso mínima e o tampão retrógrado podem ser apreciados.

Prescrição pós-operatória: uma radiografia periapical bidimensional mostrando o tratamento *(A)* imediatamente após a cirurgia e *(B)* após 6 meses mostrando um processo de cicatrização completo. [33]

## LIMITAÇÕES DO SISTEMA DE ORIENTAÇÃO ESTÁTICO

Todas as tecnologias têm as suas limitações. Estas devem ser consideradas antes de decidir o plano de tratamento. As limitações da orientação estática são as seguintes:

1. Uma guia estática para endodontia guiada só funcionará para partes rectas dos canais radiculares.

2. O dente deve ser capaz de permanecer numa posição fixa durante o exame de TCFC e durante a perfuração guiada. (Os dentes com má saúde periodontal devem ser contra-indicados para evitar erros no planeamento e na perfuração).

3. A presença de restaurações ou obturações metálicas nos dentes pode provocar artefactos numa radiografia e levar a imprecisões no planeamento do tratamento.

4. Limitação da disponibilidade do armamento (brocas e mangas de pequeno diâmetro de pescoço longo

**VANTAGEM DA NEVIGAÇÃO DINÂMICA**

- Flexibilidade - O plano pode ser alterado em qualquer altura após a visualização dos dados do CBCT, mesmo durante o tratamento

- Imediatismo - A orientação está imediatamente disponível após o planeamento - uma vez que o fabrico do stent não é necessário

- Previsibilidade - Mais previsível devido à deteção e correção imediatas do problema da endoprótese

- Segurança - Uma vez que a verificação da exatidão está sempre disponível, podem ser evitados grandes erros através da observação e do tratamento imediato

- Simplicidade - O processo de planeamento é de fácil utilização, uma vez que não é necessário conceber o guia

- Economia - Custo por procedimento muito mais baixo em comparação com os sistemas estáticos, uma vez que não são necessários kits dispendiosos ou brocas específicas.

# AVANÇOS TECNOLÓGICOS

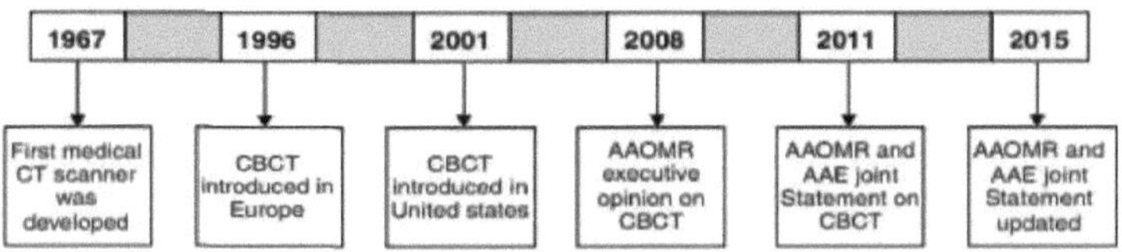



## MODALIDADES DE IMAGIOLOGIA EM ENDODONTIA GUIADA

A endodontia guiada envolve frequentemente a utilização de modalidades de imagiologia avançadas para melhorar a visualização e o planeamento dos tratamentos de canais radiculares. Eis algumas das modalidades de imagiologia normalmente utilizadas na endodontia guiada:

1. **Tomografia Computorizada de Feixe Cónico (CBCT):**

   - A CBCT fornece imagens tridimensionais do dente e das estruturas circundantes. Esta tecnologia é valiosa para visualizar a anatomia do canal radicular, identificar variações e planear o tratamento com maior precisão[38].

2. **Radiografia digital:**

   - As radiografias digitais são normalmente utilizadas em endodontia para captar imagens bidimensionais dos dentes. Ajudam a diagnosticar problemas dentários, a avaliar o sistema de canais radiculares e a monitorizar o progresso do tratamento.

3. **Radiografia intra-oral:**

   - As radiografias intra-orais são tiradas com película ou sensores digitais colocados no interior da boca do paciente. Fornecem imagens detalhadas de dentes específicos, ajudando no diagnóstico e planeamento do tratamento para procedimentos endodônticos.

4. **Radiografia periapical:**

   - As radiografias periapicais focam um dente específico e os tecidos circundantes, fornecendo informações detalhadas sobre a estrutura da raiz e a região periapical. [39]

5. **Microscopia endodôntica:**

- Os microscópios cirúrgicos dentários equipados com iluminação de alta intensidade e ótica de ampliação melhoram a visualização do interior do dente. Isto ajuda a localizar os canais, a identificar variações anatómicas e a realizar procedimentos precisos.

6. **Scanners intra-orais:**

- Os scanners intra-orais utilizam tecnologia ótica para captar imagens detalhadas dos dentes e dos tecidos moles. Estas digitalizações podem ser utilizadas para impressões digitais e planeamento do tratamento em endodontia guiada.

7. **Tomografia de Coerência Ótica (OCT):**

- A OCT é uma modalidade de imagiologia não invasiva que fornece imagens de secção transversal de tecidos biológicos. Em endodontia, pode ser utilizada para visualizar as estruturas internas do dente, ajudando no diagnóstico e no planeamento do tratamento.

8. **Fotografia:**

- A fotografia intra-oral e extra-oral de alta qualidade é frequentemente utilizada para documentar as condições pré-operatórias e pós-operatórias do dente. A fotografia é uma ferramenta valiosa para a comunicação entre os profissionais de medicina dentária e para a educação dos doentes. [40]

9. **Estereomicroscopia:**

- Os estereomicroscópios proporcionam uma visualização tridimensional com uma ampliação menor em comparação com os microscópios cirúrgicos dentários. São úteis para o exame macroscópico e o planeamento do tratamento.

10. **Imagiologia por ultra-sons:**

- Os ultra-sons podem ser utilizados para obter imagens de tecidos moles e lesões na cavidade oral, fornecendo informações de diagnóstico adicionais para procedimentos endodônticos.

11. **Imagiologia por Ressonância Magnética (MRI):**

- Embora não seja habitualmente utilizada na endodontia de rotina, a RM pode ser empregue em casos específicos em que é necessária uma avaliação dos tecidos moles, como a avaliação de lesões ou patologias nos maxilares.

A seleção das modalidades de imagiologia em endodontia guiada depende da situação clínica específica, da informação necessária e da tecnologia disponível na prática dentária. A combinação de várias modalidades pode oferecer uma visão abrangente do dente e das estruturas circundantes, ajudando no diagnóstico preciso e no planeamento do tratamento [41]. [41]

# CBCT EM ENDODONTIA

A CBCT é realizada através da utilização de uma gantry rotativa à qual são fixados uma fonte de raios X e um detetor. Uma fonte de radiação ionizante divergente, em forma de pirâmide ou de cone, é dirigida através do meio da cabeça e do pescoço, com o detetor de raios X no lado oposto do doente.

**Campo de visão (FOV)** O tamanho do FOV descreve o volume de digitalização de um determinado aparelho de CBCT e depende do tamanho e da forma do detetor, da geometria de projeção do feixe e da capacidade de colimar o feixe, que difere de um fabricante para outro. A colimação do feixe limita a exposição dos doentes à radiação ionizante para a ROI e assegura que pode ser selecionado um FOV adequado com base no caso específico[42].

Com base na altura do volume de varrimento disponível ou selecionado, a utilização de unidades pode ser concebida da seguinte forma:

1.  Região localizada (também designada por focada, campo pequeno ou campo limitado): aproximadamente 5 cm ou menos

2.  Arco simples: 5-7 cm

3.  Interarco: 7-10 cm

4.  Maxilofacial: 10-15 cm

5.  Craniofacial: superior a 15 cm Os aparelhos de CBCT podem ser classificados em pequenos, médios e grandes volumes com base no tamanho do seu FOV . Os equipamentos de CBCT de pequeno volume são utilizados para efetuar exames desde um sextante ou um quadrante até apenas um maxilar. Oferecem geralmente uma maior resolução de imagem, porque a dispersão de raios X (ruído) é reduzida à medida que o FOV diminui. O ruído é o nível falso da escala de cinzentos de um único pixel, que influencia a qualidade da imagem gerada. Os aparelhos de TCFC de médio volume são utilizados para digitalizar ambos os maxilares, enquanto os aparelhos de grande FOV permitem a visualização de toda a cabeça, normalmente utilizados no planeamento do tratamento ortodôntico e da cirurgia ortognática. A principal limitação dos aparelhos de CBCT de grande FOV é o tamanho do campo irradiado. A menos que seja selecionado

o tamanho de voxel mais pequeno nos aparelhos de FOV maior, há também uma redução da resolução da imagem em comparação com as radiografias intra-orais ou os aparelhos de TCFC de FOV pequeno com tamanhos de voxel inerentemente pequenos.

**Formação de imagens de tomografia computadorizada de feixe cônico O processo de formação de imagens consiste em três etapas:**

1. Fase de aquisição

2. Fase de reconstrução

3. Apresentação da imagem [42]

**Recomendações de CBCT em Endodontia**

Em 2015, a Associação Americana de Endodontia (AAE) e a Academia Americana de Radiologia Oral e Maxilofacial (AAOMR) actualizaram as suas recomendações para a utilização de CBCT em Endodontia

Recomendação 1: As radiografias intra-orais devem ser consideradas a primeira modalidade de imagem de escolha na avaliação do paciente endodôntico.

Recomendação 2: A TCFC com FOV limitado deve ser considerada a modalidade de imagem de eleição para o diagnóstico em doentes que apresentem sinais e sintomas clínicos contraditórios ou inespecíficos associados a dentes não tratados ou previamente tratados endodonticamente

Recomendação 3: A TCFC de FOV limitado deve ser considerada a modalidade de imagem de eleição para o tratamento inicial de dentes com potencial para canais extra e suspeita de morfologia complexa, como dentes anteriores mandibulares, pré-molares e molares maxilares e mandibulares, e anomalias dentárias.

Recomendação 4: Se não tiver sido efectuada uma TCFC pré-operatória, a TCFC de FOV limitado deve ser considerada como a modalidade de imagem de eleição para a identificação e localização intra-objetiva do canal calcificado.

Recomendação 5: As radiografias intra-orais devem ser consideradas a modalidade de imagem de eleição para imagens pós-operatórias imediatas.

Recomendação 6: A TCFC com FOV limitado deve ser considerada a modalidade de imagem de eleição se o exame clínico e a radiografia intra-oral 2-D forem inconclusivos na deteção de uma fratura radicular vertical.

Recomendação 7: A TCFC de FOV limitado deve ser a modalidade de imagem de eleição quando se avalia a não cicatrização de um tratamento endodôntico anterior para ajudar a determinar a necessidade de tratamento adicional, como não cirúrgico, cirúrgico ou extração.

Recomendação 8: a TCFC com FOV limitado deve ser a modalidade de imagem de escolha para o retratamento não cirúrgico, a fim de avaliar as complicações do tratamento endodôntico, como material de obturação do canal radicular excessivamente estendido, instrumentos endodônticos separados e localização de perfuração.

Recomendação 9: A TCFC com FOV limitado deve ser considerada como a modalidade de imagem de eleição para o planeamento do tratamento pré-cirúrgico para localizar o ápice/ápices radiculares e avaliar a proximidade das estruturas anatómicas adjacentes

Recomendação 10: A CBCT com FOV limitado deve ser considerada como a modalidade de imagem de eleição para a colocação cirúrgica de implantes.

Recomendação 11: A TCFC com FOV limitado deve ser considerada a modalidade de imagem de eleição para o diagnóstico e tratamento de traumatismos dentoalveolares limitados, fracturas radiculares, luxação e/ou deslocação.

Recomendação 12: A TCFC com FOV limitado é a modalidade de imagem de eleição para a localização e diferenciação de defeitos de reabsorção externos e internos e para a determinação do tratamento e prognóstico adequados.

Recomendação 13: na ausência de sinais ou sintomas clínicos, as radiografias intra-orais devem ser consideradas a modalidade de imagem de eleição para a avaliação da cicatrização após tratamento endodôntico não cirúrgico e cirúrgico.

Recomendação 14: Na ausência de sinais e sintomas, se a TCFC de FOV limitado tiver sido a modalidade de imagiologia de eleição na altura da avaliação e do tratamento, pode ser a modalidade de eleição para a avaliação de seguimento. Na presença de sinais e sintomas, consultar a Recomendação 7.

Com base nestas recomendações, a TCFC pode ser utilizada no diagnóstico endodôntico, no tratamento e nas fases pós-tratamento. Seguem-se alguns exemplos de utilização da TCFC na endodontia. [44]

**Estas recomendações e várias diretrizes podem ser resumidas da seguinte forma:**

• A CBCT é uma tecnologia nova e emergente que tem potencial para utilização e aplicação numa variedade de tarefas clínicas, tanto de diagnóstico como de prognóstico.

• A radiografia 2D ou a radiografia simples é a primeira escolha de imagiologia em muitos cenários clínicos, e a TCFC deve ser utilizada quando a imagiologia 2D por si só não consegue responder à questão em causa. Ao utilizar a TCFC, devem ser utilizados os critérios publicados para a seleção do FOV adequado.

• A utilização da TCFC deve ser precedida de um exame clínico completo, tal como acontece com qualquer outro exame baseado em radiação. A TCFC é uma modalidade de dose de raios X mais elevada, pelo que se deve ter cuidado ao selecionar o FOV a ser digitalizado.

• Para fins endodônticos, deve optar-se sempre por um CBCT de pequeno campo de visão. Se possível, dependendo do dispositivo de CBCT, a imagem deve ser registada em modo de alta definição para uma melhor visualização dos canais. As TCFC de boca aberta são aconselhadas para tratamentos guiados para uma melhor avaliação da anatomia e para evitar quaisquer sobreposições. Para o efeito, pode ser utilizada uma placa de mordida ou papéis de algodão.

• Os médicos que possuem e operam máquinas de CBCT precisam de ter formação suficiente sobre as melhores práticas para operar o seu CBCT e sobre as medidas necessárias para obter exames com a melhor qualidade de imagem, reduzindo simultaneamente a dose de radiação para os seus doentes.

• As doses efectivas para a CBCT dentoalveolar variam entre 11 e 674 µSv. As doses efectivas para TCFC craniofaciais variam entre 30 e 1073 µSv. Os médicos são encorajados a fornecer formação adequada ao seu pessoal; a manter uma imagiologia adequada, proteção contra radiações, registos de radiações; e a detetar problemas numa fase precoce para garantir que os seus doentes recebem os melhores cuidados na sua prática (ALAR) [As Low As Reasonably Achievable][45]

# CAD-CAM EM ENDODONTIA

Abordagens CAD/CAM diretas e indirectas

Os sistemas CAD/CAM dentários são compostos por vários equipamentos e programas informáticos utilizados para a aquisição de dados, bem como para a conceção e fabrico de restaurações.

**Têm três funções principais:**

(1)  digitalização tridimensional e geração de um conjunto de dados digitais;

(2)  um processo de manipulação do projeto para gerar o conjunto de dados de fabrico; e

(3)  fabrico de restaurações dentárias por um sistema controlado digitalmente .

O primeiro passo, a aquisição a partir da cavidade oral, pode ser feito através de um de dois métodos: digitalização direta e indireta. Ambos utilizam scanners, mas de tipos diferentes para objectivos diferentes. Um scanner é uma ferramenta de digitalização para registar as caraterísticas estruturais do objeto digitalizado. Se o objeto for um dente ou um implante, com os tecidos circundantes na cavidade oral, utilizamos scanners intra-orais diretos para a aquisição. Para digitalizar moldes de pedra, moldes ou impressões dentárias, utilizamos scanners extra-orais de laboratório/desktop. Como estes últimos não captam informações diretamente da cavidade oral, utilizamos o termo aquisição indireta de dados. Os sistemas de moldagem digital evoluem de forma notável. Nos últimos anos, foram desenvolvidos muitos scanners intra-orais novos. Os dispositivos existentes, que funcionam bem e são precisos, estão a ser continuamente melhorados. Com estes dispositivos, podemos adaptar-nos aos desafios dos tempos modernos - é possível um trabalho mais rápido, mais preciso e mais produtivo.

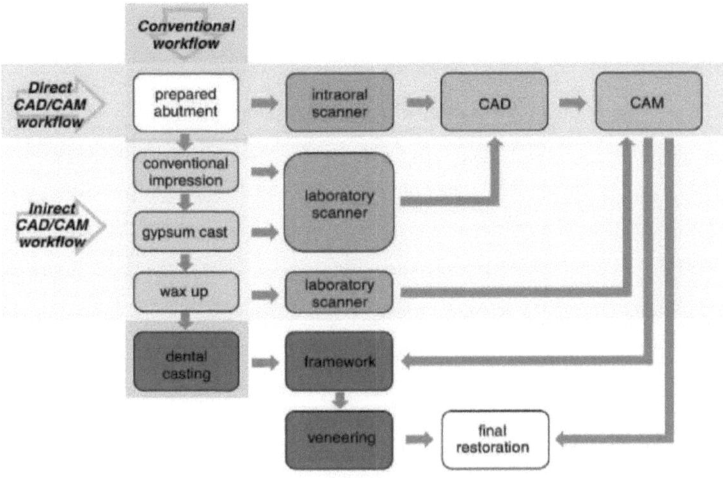


Fluxograma do fluxo de trabalho CAD/CAM direto e indireto comparado com o fluxo de trabalho convencional de processamento de uma restauração. A laranja mostra os procedimentos de digitalização[46]

## Evolução dos sistemas CAD/CAM e de moldagem digital

A história das impressões digitais remonta a 1973. Há mais de 50 anos, François Duret aproveitou a ideia de uma revolução digital que já durava há algumas décadas na indústria e escreveu a sua tese sobre impressões digitais. O processo, que ainda era uma teoria, foi introduzido oficialmente em 1984 num paciente. A essência do procedimento consistia no facto de um dispositivo único gerar um sinal da cavidade oral para o computador. Depois disso, o dentista podia planear a coroa para o pilar, que podia criar com um congelador de controlo numérico computorizado (CNC) ligado à máquina - dentisteria do mesmo dia em cadeira de rodas. Este foi o início do envolvimento do CAD/CAM na medicina dentária. O termo "CAD/CAM" é um acrónimo para design assistido por computador (CAD) e fabrico assistido por computador. O Dr. Francois Duret foi a primeira pessoa a escrever os princípios básicos da tecnologia CAD/CAM. Licenciou-se em 1971 na Universidade Claude Bernard (Lyon, França) e o título da sua tese era Impressões Ópticas (Empreinte Optique). O Dr. Duret criou a sua primeira restauração CAD/CAM em 1983 e demonstrou o seu próprio sistema em 1985, no congresso internacional da Associação Dentária Francesa, quando criou uma coroa posterior para a sua esposa. O primeiro dispositivo CAD/CAM (que foi desenvolvido e construído pelo Dr. Duret) foi patenteado em 1984 e denominado Sopha System. Este foi o primeiro e mais importante marco na história da tecnologia CAD/CAM. Em 1989, na Reunião de inverno, o Dr. Duret fez uma coroa em 4 horas no palco. A impressão foi feita por um scanner ótico e a restauração final foi desenhada num ecrã de computador e

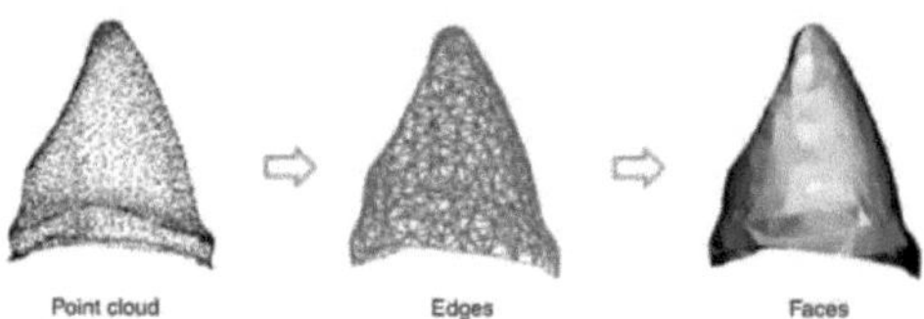


fresado a partir de um bloco cerâmico com uma fresadora de controlo numérico. [47]

**Extensão de ficheiro STL**

O ficheiro STL é um formato de ficheiro de dados para computadores que contém informações sobre a geometria de um objeto, descrevendo-o com triângulos ligados. A densidade dos triângulos depende da resolução inicial e dos algoritmos matemáticos. A extensão STL é um ficheiro de dados do disco rígido de um computador. As origens do acrónimo são explicadas de várias formas: linguagem de tesselação padrão, linguagem de triângulos padrão e estereolitografia são termos utilizados. Tesselação significa fragmentar a superfície em formas mais pequenas para a tornar realizável e contável por computadores[48].

O ficheiro STL é um formato comummente utilizado que traduz a morfologia da superfície e a forma de objectos tridimensionais em dados interpretáveis por computadores. Nos fluxos de trabalho digitais, os ficheiros STL que representam estruturas orais estão disponíveis a partir de várias fontes. A forma mais fácil e rápida de criar dados STL de um maxilar é utilizar um scanner intra-oral. Num procedimento CAD/CAM indireto, podemos obter dados STL digitalizando o modelo de gesso com base numa impressão de silicone convencional utilizando um scanner de laboratório. Ao mesmo tempo, o ficheiro de dados DICOM das gravações de CBCT mais utilizadas também pode gerar os dados STL desejados. Se os ficheiros STL do mesmo caso forem provenientes de várias fontes, podem ser alinhados em conjunto com sobreposição e utilizados para modelação ou fabrico de vários processos e ferramentas de design modernos para um tratamento mais preciso e menos invasivo. Estas vantagens são utilizadas pela implantologia navegada, bem como pela endodontia guiada.

Construção das peças da malha: nuvem de pontos a partir dos vértices; arestas, que ligam os pontos; determinam as faces, que representam a superfície do objeto digitalizado[49].

### Fluxo de trabalho digital

CAD/CAM significa um fluxo de trabalho digital que tem como fases a digitalização, o desenho e a fresagem. O dispositivo de digitalização converte a forma dos dentes preparados em unidades tridimensionais de informação (voxels). O computador traduz esta informação num mapa tridimensional (nuvem de pontos). O operador desenha uma forma de restauração na interface do computador. É então gerado um caminho de corte para as ferramentas de fresagem para criar a restauração a partir de um bloco de material [50].

### Fluxo de trabalho digital com sistemas de moldagem indireta CAD/CAM

Os métodos CAD/CAM indirectos baseiam-se na digitalização do modelo de gesso feito a partir de impressões convencionais com um scanner extra-oral (laboratório). O fluxo de trabalho digital começa com uma impressão PVS (polivinilsiloxano) dos dentes preparados; é então feito um modelo de gesso seccionado e um scanner de laboratório cria um conjunto tridimensional de pontos sobre a informação espacial dos moldes e de toda a arcada. Assim, o molde virtual resultante é um modelo digital realista da cavidade oral do paciente. O desenho é feito no ecrã do computador utilizando software CAD. Os técnicos de prótese dentária podem desenhar estruturas/subestruturas ou restaurações de contorno completo. Por fim, o enceramento virtual é processado numa máquina de fresagem. Após o processo de fresagem, as subestruturas têm de ser folheadas e as restaurações de contorno completo têm de ser pintadas e esmaltadas. Existem também sistemas onde um enceramento convencional completo é feito e depois digitalizado para criar um padrão de cera digital seguido de processamento automático. [51]

**Scanners extra-orais**

Os scanners de laboratório são utilizados para digitalizar modelos de gesso feitos a partir de impressões convencionais. Os scanners laboratoriais extra-orais são tácteis ou ópticos. Os scanners tácteis, também conhecidos como scanners de contacto, captam detalhes da superfície através do contacto mecânico entre uma unidade de deteção e o objeto a ser digitalizado. Os scanners ópticos, também conhecidos como scanners sem contacto, captam imagens 3D utilizando tecnologias laser ou de luz estruturada [5,50].

**Fluxo de trabalho digital com sistemas de moldagem direta CAD/CAM**

A moldagem direta significa obter uma moldagem digital intra-oral diretamente dos dentes preparados e não preparados através de um scanner intra-oral. Os scanners intra-orais criam uma réplica digital da dentição do paciente no ecrã do computador. A digitalização pode ser analisada quando ampliada e podem ser adicionadas digitalizações adicionais para obter a perfeição.

**Scanners intra-orais (IOS)**

Os scanners intra-orais são dispositivos digitais intra-orais para captar impressões ópticas diretas dos dentes preparados e da cavidade oral [52,53]. Os scanners intra-orais baseiam-se em vários princípios de captura de dados, como a tecnologia laser confocal, a microscopia confocal, a triangulação, a amostragem de frentes de onda, a imagiologia multiescala e o vídeo estereofotogramétrico.

**Sistema Labside**

O fluxo de trabalho CAD/CAM Labside dos sistemas de moldagem direta significa que os dados do scanner intra-oral são enviados para o laboratório de prótese dentária para serem processados pelo técnico de prótese dentária. O técnico desenha a restauração com software CAD no laboratório. O técnico delineia a margem de preparação, a direção de inserção e define o espaço de cimentação. Existem várias funções automáticas no software, mas também existe uma grande variedade de ferramentas para individualizar o desenho. Depois de desenhar a estrutura ou a restauração de contorno completo, é necessário selecionar o bloco de material com a cor certa para a fresagem. O principal objetivo para o qual a maioria dos laboratórios utiliza o CAD/CAM é criar restaurações de dióxido de zircónio. A tecnologia CAD/CAM é capaz de ajustar com precisão a contração da zircónia causada pela sinterização [54]. Com base nos dados digitais, o técnico de laboratório projecta o modelo para impressão 3D.

**Sistemas de apoio à cadeira**

Inicialmente, os scanners intra-orais foram desenvolvidos para soluções de consultório. O Dr. Mormann foi bem-sucedido nos seus esforços para desenvolver um sistema Chairside Economical Restoration of Esthetic Ceramics (CEREC®) que produziria simplesmente uma restauração inlay de cerâmica a b c Fig. 3.6 (a-c) Subestrutura de dióxido de zircónio de uma prótese parcial fixa de 5 unidades criada pelo fluxo de trabalho CAD/CAM no laboratório num sistema de moldagem direta (3Shape, TRIOS). Os dados do scanner intra-oral foram enviados para o laboratório dentário para desenhar a restauração com software CAD e para fresar uma subestrutura de dióxido de zircónio. Com base nos dados digitais, o técnico de laboratório concebeu o modelo para impressão 3D. O revestimento da subestrutura de dióxido de zircónio foi feito neste modelo B. Vecsei et al. 39 na cadeira dentária num curto espaço de tempo [51]

**Conceção assistida por computador (CAD)**

À medida que os sistemas de hardware e software melhoram, a medicina dentária digital é cada vez mais utilizada por dentistas e técnicos de prótese dentária [54]. As digitalizações intra-orais e as imagens de CBCT podem ser processadas com software de desenho especializado para planear virtualmente tratamentos e desenhar restaurações protéticas

**Design de sorriso digital**

Os resultados funcionais e estéticos previsíveis dos tratamentos dentários requerem uma abordagem sistemática para o diagnóstico, a comunicação e o planeamento do tratamento. O desenho digital do sorriso (DSD) é uma ferramenta concetual que permite o planeamento da reabilitação estética a partir de uma perspetiva facial, melhorando a comunicação entre especialistas e aumentando a previsibilidade do tratamento [55]

**Software de desenho**

Os pacotes de software de desenho têm diferentes ferramentas para desenhar e editar o modelo 3D das restaurações finais. As versões padrão do software de desenho são B. Vecsei et al. 41 capazes de desenhar estruturas de coroas ou próteses parciais fixas, restaurações de contorno completo, inlays, onlays e restaurações de implantes comuns. As indicações e capacidades de desenho podem ser alargadas com módulos adicionais. Enquanto muitos sistemas enfatizam um espetro de indicações que é tão amplo quanto possível, outros fabricantes colocam a ênfase na utilização intuitiva e na facilidade de utilização [57].

Os softwares CAD dentários mais utilizados incluem o Dental System (3Shape, Copenhaga, Dinamarca), o DentalCAD (Exocad, Alemanha) e o in Lab e CEREC (Dentsply-Sirona, Alemanha).

**Fabrico assistido por computador (CAM)**

As restaurações concebidas por software CAD são fabricadas por dispositivos de fabrico digital direto. Estes dispositivos podem ser divididos em duas categorias principais: tecnologias de fabrico subtrativo e aditivo [47]. O fabrico subtrativo é a tecnologia mais comum. Esta técnica utiliza brocas para fresar a restauração (estruturas, copings, restaurações de contorno completo) a partir de um bloco de material. As trajectórias de corte são geradas por computador [48].
A produção baseia-se na fresagem convencional por controlo numérico computorizado (CNC) (Fig. 3.9). As tecnologias subtractivas são geralmente limitadas pela complexidade geométrica e não são adequadas para produzir todas as formas; o fabrico aditivo pode fabricar formas orgânicas muito mais complexas [49]. As tecnologias de fabrico aditivo têm origem na área da prototipagem rápida (PR) adaptada às necessidades da tecnologia dentária. De um modo geral, estas tecnologias cortam o material 3D

O modelo é dividido em planos regulares com instruções para a deposição de material, polimerização ou fusão em cada plano. As novas tecnologias aditivas incluem: estereolitografia, sinterização selectiva por laser (SLS), impressão 3-D, modelação por deposição fundida (FDM), cura em terra firme e fabrico de objectos laminados (LOM).

**Materiais para CAD/CAM**

Existe uma grande variedade de materiais cerâmicos, metálicos e de resina para processar com a tecnologia CAD/CAM. Os materiais de dióxido de zircónio são amplamente utilizados devido à sua resistência, enquanto as cerâmicas de vidro são populares devido às suas propriedades estéticas. Os pilares individualizados de zircónio e titânio são uma área importante da produção CAD/CAM.

Os materiais vitrocerâmicos oferecem uma excelente translucidez mas uma resistência moderada. A cimentação adesiva fortalece o material, aumentando a sua resistência à flexão quando o componente de vidro é gravado com ácido fluorídrico e colado adesivamente ao dente [55]. Os primeiros blocos cerâmicos estéticos eram feitos de cerâmica feldspática para fresagem em consultório (Vitablocs Mark I (Vita, Bad Sackingen), que mais tarde foi substituído pela próxima geração de Vitablocs Mark II e CEREC Blocs). Os primeiros blocos eram monocromáticos. Os desenvolvimentos posteriores de blocos translúcidos com várias camadas proporcionam uma estética ainda melhor, imitando a transição da dentina para o esmalte (Vitablocs Trilux, Reallife (Vita, Bad Sackingen)) (Fig. 3.10). A caraterização da cor e o envidraçamento podem melhorar ainda mais o resultado estético [55]. A área de indicação abrange restaurações individuais: inlays, onlays e facetas.

Os blocos cerâmicos reforçados com leucite têm uma maior resistência à flexão do que as cerâmicas feldspáticas, devido à fase cristalina da leucite que contêm (IPS Empress CAD, Ivoclar Vivadent, Paradigm C, 3M ESPE) F. A personalização pode ser Fig. 3.10 Os blocos cerâmicos translúcidos multicamadas proporcionam uma estética superior, imitando a transição da dentina para a camada de esmalte. Vita Trilux (Vita, Bad Sackingen), bloco de cerâmica feldspática policromática, da cor do dente, com gradiente de cor integrado, reproduz o jogo natural de cores IPS Empress CAD (Ivoclar Vivadent), blocos de cerâmica reforçados com leucite têm maior resistência à flexão do que as cerâmicas feldspáticas, devido à fase cristalina da leucite. Com homogeneidade e comportamento de dispersão da luz, proporcionam um efeito camaleão equilibrado e uma translucidez fiel à natureza 3 Digital Impression Systems, CAD/CAM, and STL file 46 conseguida através da coloração e do glazeamento, e um reforço adicional conseguido com a ligação à estrutura dentária através da cimentação adesiva. São normalmente utilizadas para inlays, onlays, facetas, coroas parciais e coroas [56]. As cerâmicas de dissilicato de lítio apresentam 2-3 vezes a resistência à flexão das cerâmicas de vidro feldspático. O dissilicato de lítio (IPS e.max CAD, Ivoclar Vivadent) foi inicialmente desenvolvido como um material de subestrutura que oferecia maior translucidez, e ganhou popularidade como restauração monolítica para sistemas CAD/CAM de consultório [57], oferecendo uma combinação de durabilidade e beleza, bem como a capacidade de aderir com maior resistência. Os blocos CAD/CAM estão disponíveis em quatro níveis de translucidez (alta translucidez, translucidez média, baixa translucidez, opacidade média) e em diferentes tonalidades para cada categoria [57]. É fabricado em blocos parcialmente cristalizados de cor azul violeta que são fáceis de fresar. É necessário um processo de cozedura para completar a cristalização da restauração e para atingir a sua resistência à flexão final e cor do dente [57, 58]. A área de indicação abrange inlays, onlays, facetas, coroas parciais, coroas unitárias, próteses parciais fixas de três unidades na zona estética e superestruturas de implantes, bem como pilares híbridos e coroas de pilares híbridos. Vita Suprinity é um material vitrocerâmico recente enriquecido com zircónia (aprox. 10% em peso) que oferece uma cerâmica de silicato de lítio reforçada com zircónia de alta resistência. A lista de vários materiais para processamento por dispositivos CAD/CAM depende do respetivo sistema de produção. Os dispositivos de fresagem a seco são concebidos para a produção de subestruturas de ZrO2 e materiais de resina, enquanto que durante um processo de fresagem a húmido, o diamante de fresagem ou a fresa de carboneto são protegidos por um spray de líquido frio contra o sobreaquecimento do material fresado. [59]


**Scanners de laboratório extra-orais**

Straumann CARES Scan CS2

Híbrido Identica

3ShapeD2000

**Scanners intra-orais**

Scanner intra-oral TRIOS (3Shape, Copenhaga, Dinamarca)

iTero Element (Align technology, Inc., San Jose, Califórnia)

CEREC Primescan (DENTSPLY Sirona, York, Pensilvânia, Estados Unidos)[60]

Planmeca Emerald (Planmeca OY, Helsínquia, Finlândia)

Medit i500 (Medit, Seul, Coreia do Sul)

# RESULTADOS CLÍNICOS E ESTUDOS DE CASOS

**Apresentação dos resultados clínicos do estudo efectuado**

O tratamento endodôntico guiado parece ser uma alternativa fiável no tratamento de canais calcificados e variações anatómicas ou para melhorar a precisão da cirurgia apical. Todos os artigos descreveram a cirurgia guiada e a preparação da cavidade de acesso guiado como técnicas altamente precisas ao comparar a cavidade real com o planeamento virtual (Pinsky et al. 2007, Buchgreitz et al. 2016, Zehnder et al. 2016, Connert et al. 2017, 2019). Além disso, não houve relatos de perfurações radiculares ao realizar o acesso endodôntico guiado (Zubizarreta Macho et al. 2015, van der Meer et al. 2016, Krastl et al. 2016, Strbac et al. 2017, Mena-Alvarez et al. 2017, Connert et al. 2018, Ahn et al. 2018, Giacomino et al. 2018, Shi et al. 2018, Lara-Mendes et al. 2018a, Ye et al. 2018, Fonseca Tavares et al. 2018, Lara-Mendes et al. 2018b, Torres et al. 2018, Maia et al. 2019).

A precisão da preparação da cavidade de acesso guiado parece ser fiável, conforme relatado em estudos pré-clínicos. Buchgreitz et al. (2016) relataram um desvio médio de 0,46 mm da ponta da broca. No entanto, nenhum outro dado sobre medições de distância ou desvios de ângulo foi fornecido pelos autores. Zehnder et al. (2016). relataram um desvio angular médio de 1,81°, com um desvio mesial/distal médio na ponta da broca de 0,29 mm, vestibular/oral de 0,47 mm e apical/coronal de 0,17 mm. Connert et al. (2017) relataram valores mais baixos, com um desvio angular médio de 1,59°, um desvio mesial/distal médio na ponta da broca de 0,14 mm, vestibular/oral de 0,34 mm e apical/coronal de 0,12 mm. Além disso, os dois últimos autores não relataram diferenças estatísticas entre as cavidades de acesso realizadas por dois operadores diferentes, o que mostra que a técnica é reprodutível entre diferentes operadores. No entanto, nenhum desses relatórios mediu o verdadeiro desvio, conforme relatado por Buchgreitz et al. (2016). Em vez disso, foi dado um desvio na direção mesial/distal e vestibular/oral. Em comparação com a colocação de implantes guiada, o desvio angular médio quando se colocam implantes utilizando uma férula suportada por dentes é muito mais elevado: 5,26°, tal como referido numa revisão sistemática por Schneider et al. (2009). Tahmaseb et al. (2014) relataram resultados mais exactos para implantes, com um desvio angular médio de 3,89° e um desvio médio de 1,39 mm no ápice do implante. No entanto, estes desvios são ainda maiores em comparação com os de uma preparação de cavidade de acesso guiado, provavelmente devido à utilização de múltiplas buchas e brocas.

**ANÁLISE COMPARATIVA ENTRE ENDODONTIA GUIADA E MÉTODOS TRADICIONAIS**

a nova técnica de endodontia guiada aumentou significativamente a eficiência do tempo e a segurança da remoção de pinos de fibra, particularmente do terço apical do canal radicular, diminuindo o tempo médio de trabalho para aproximadamente seis minutos.

A endodontia guiada reduziu significativamente a perda de substância dentinária radicular em comparação com a endodontia convencional, independentemente de ser efectuada por um dentista geral ou por um especialista em endodontia. Para além disso, não foram observadas perfurações e apenas alguns desvios do canal radicular original sem perfurações com a endodontia guiada.

**Estudos de casos aprofundados que demonstram procedimentos endodônticos guiados bem sucedidos**

1) O doente do sexo masculino, de 43 anos de idade, apresentou uma lesão periapical persistente à volta do ápice do dente 12 após o tratamento do canal radicular. Os sintomas subjectivos eram sensibilidade recorrente e dor ligeira. Como o paciente tinha um pilar metálico no dente afetado, que não era possível remover sem correr o risco de danificar o dente, foi excluída a revisão anterógrada do canal radicular. O novo procedimento foi explicado ao paciente de forma oral e escrita, e este deu o seu consentimento informado para a cirurgia.

Foi efectuada uma moldagem de silicone em C (Zetaplus, Zhermack, Itália) estendida vestibularmente da dentição superior do doente numa moldeira de plástico (Hi-Tray, Zhermack, Itália) e, em seguida, foram efectuados dois exames de TCFC: um do doente e outro da moldagem (iCAT Next Generation, iCAT, EUA; 120 kV, 5 mA, 9 segundos, tamanho do voxel: 250 μm, FOV: 110 mm, tanto para o doente como para a moldagem. (Tenha em atenção que, na literatura, é frequentemente recomendado que as definições de exposição para a digitalização sejam inferiores às do doente). Ambas as digitalizações foram enviadas para o dicomLAB Dental para registo digital de imagens. Com a ajuda destas imagens, o dicomLAB Dental gerou um modelo da anatomia do doente e enviou esta imagem à equipa cirúrgica. Para o planeamento, foi utilizada a atualização não lançada do SMART Guide 1.26, com o modelo integrado da trefina óssea a ser utilizada. As capturas de ecrã do plano final são apresentadas na Figura

Os planos foram enviados para a dicomLAB Dental para impressão em 3D. Quando o produto final (a guia cirúrgica suportada pelo dente) foi entregue, o primeiro passo foi verificar o ajuste da trefina na manga de guia e, em seguida, foi efectuada uma verificação de ajuste também na boca do paciente

Depois de nos certificarmos de que o encaixe da trefina era adequado para a cirurgia e que o molde assentava firmemente na dentição do paciente, iniciámos a cirurgia. Para induzir a anestesia, utilizou-se infiltração subperiosteal com $3 \times 2$mL de Ubistein Forte (cloridrato de articaína e epinefrina 1:100.000, 3M, Alemanha). O anestésico foi administrado na raiz do dente tratado, e a 2 cm tanto mesialmente quanto distalmente da raiz, para garantir o bloqueio da sensibilidade em todo o sítio cirúrgico. O retalho foi preparado com uma incisão submarginal e com uma incisão vertical de libertação. A guia foi colocada de forma a retrair também os tecidos moles, mas foi também utilizado um elevador de Freer para evitar que o retalho deslizasse para trás por baixo da guia. A trefina foi inserida na manga de guia e a perfuração foi efectuada até que o batente impedisse que o instrumento continuasse a ser inserido. Foi efectuada uma irrigação externa constante através de uma cânula padrão (W&H, Áustria) ligada à unidade cirúrgica e à peça de mão. O líquido de irrigação era soro fisiológico à temperatura ambiente. A guia foi estabilizada manualmente em três pontos.

O acesso cirúrgico é mostrado na Figura . Quando a trefina foi retirada, notamos que ela não só havia ressecado o ápice, mas também o removido. A trefina preparou um acesso redondo simétrico, através do qual foi possível realizar o preparo e preenchimento retrógrado. Para uma melhor visualização, foi aplicada uma solução contendo epinefrina tanto no interior como no exterior da caixa óssea. A inspeção do local e da localização do canal radicular foi feita ao microscópio cirúrgico (OPMI Pico, Zeiss, Alemanha). Para a visualização do canal radicular, foi utilizado azul de metileno. A preparação retrógrada foi efectuada com Piezomed (WH, Bürmoss Áustria), com a ponta R3D, até uma profundidade de aproximadamente 2,5 mm. A cavidade foi seca e foi aplicado um enchimento biocerâmico (TotalFill Fast Set Putty, FKG, La Chaux-de-Fonds, Suíça). A ferida foi fechada com Mopylen 5-0 (Resorba, Nürnberg, Alemanha)[60].

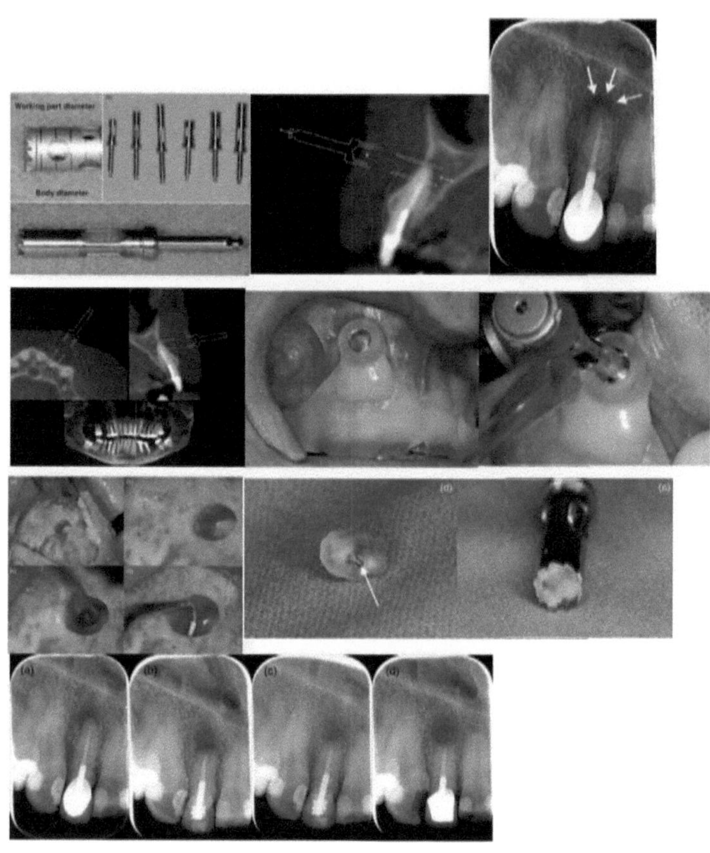

# Desafios e direcções futuras

A endodontia guiada trouxe avanços significativos ao tratamento do canal radicular, oferecendo maior precisão, eficiência e resultados. No entanto, persistem vários desafios, e as direcções futuras visam abordar estes desafios e melhorar ainda mais a prática. Aqui estão alguns dos principais desafios e direcções futuras na endodontia guiada:

**Identificação e discussão dos desafios enfrentados durante o estudo:**

- Complexidade da tecnologia: Os procedimentos endodônticos guiados envolvem a integração de tecnologias de imagiologia avançadas, sistemas de navegação assistidos por computador e software especializado. A complexidade destas tecnologias pode colocar desafios aos dentistas em termos de configuração, calibração e funcionamento do equipamento, exigindo formação e proficiência abrangentes.

- Custo de implementação: A adoção da tecnologia de endodontia guiada exige frequentemente um investimento financeiro significativo na aquisição de equipamento de imagiologia, sistemas de navegação e licenças de software. As considerações de custo podem limitar a acessibilidade da endodontia guiada para os consultórios dentários mais pequenos ou em regiões com recursos limitados, constituindo uma barreira à adoção generalizada.

- Integração no fluxo de trabalho clínico: A incorporação de procedimentos endodônticos guiados no fluxo de trabalho clínico pode apresentar desafios logísticos, incluindo considerações de agendamento, preparação do paciente e coordenação com outros especialistas dentários ou profissionais médicos. Os dentistas devem garantir uma integração perfeita das técnicas guiadas nas rotinas de prática existentes para maximizar a eficiência e minimizar as interrupções.

- Precisão e fiabilidade: Apesar dos avanços tecnológicos, garantir a precisão e a fiabilidade dos sistemas endodônticos guiados continua a ser um desafio. Factores como a resolução da imagem, a precisão do registo e a precisão do rastreio em tempo real podem afetar a precisão dos procedimentos guiados, conduzindo a potenciais erros ou discrepâncias nos resultados do tratamento.

- Aceitação e conforto do paciente: Alguns pacientes podem manifestar apreensão ou desconforto relativamente à utilização de tecnologia avançada no seu tratamento endodôntico. Os dentistas devem abordar as preocupações dos pacientes, fornecer explicações claras sobre os procedimentos guiados e garantir o conforto do paciente durante todo o processo de tratamento para promover a aceitação e a satisfação.

**Sugestões para investigação futura em endodontia guiada:**

- Melhorias na tecnologia: Espera-se que os avanços contínuos na tecnologia de imagiologia, nos algoritmos informáticos e nos sistemas de navegação aumentem a precisão, a eficiência e a facilidade de utilização dos procedimentos endodônticos guiados. Inovações como modalidades de imagiologia de alta resolução, capacidades de rastreio em tempo real e interfaces de software intuitivas irão melhorar ainda mais a precisão e a fiabilidade das técnicas guiadas.
- Redução de custos: Os esforços para reduzir o custo da tecnologia endodôntica guiada através da inovação, das economias de escala e da concorrência no mercado tornarão estas técnicas mais acessíveis a um maior número de consultórios dentários e de pacientes. Além disso, o desenvolvimento de alternativas económicas ou soluções modulares pode ajudar a diminuir a barreira à entrada para a adoção da endodontia guiada.
- Padronização e diretrizes: O estabelecimento de protocolos padronizados, diretrizes e melhores práticas para os procedimentos endodônticos guiados promoverá a consistência e a qualidade nos consultórios dentários. As organizações profissionais e os organismos reguladores podem desempenhar um papel no desenvolvimento e divulgação de diretrizes para a utilização de técnicas guiadas, incluindo requisitos de formação, medidas de garantia de qualidade e indicações clínicas.
- Educação e formação: Programas abrangentes de educação e formação em endodontia guiada serão essenciais para garantir que os dentistas sejam proficientes na utilização de tecnologia avançada de forma eficaz e segura. Cursos de formação contínua, workshops práticos e recursos online podem

ajudar os dentistas a adquirir as competências e a confiança necessárias para incorporar técnicas guiadas na sua prática.

- Investigação Clínica e Prática Baseada em Evidências: São necessários mais estudos clínicos e de investigação para avaliar a eficácia, os resultados a longo prazo e a satisfação do paciente associados aos procedimentos endodônticos guiados. As diretrizes de prática baseadas em evidências derivadas de ensaios clínicos bem concebidos e de estudos observacionais informarão a tomada de decisões e optimizarão os protocolos de tratamento em endodontia guiada.

- Cuidados centrados no paciente: Enfatizar os cuidados centrados no paciente na endodontia guiada envolve considerar as preferências, valores e necessidades individuais do paciente durante todo o processo de tratamento. Os dentistas devem envolver os pacientes na tomada de decisões partilhada, fornecer uma comunicação clara e abordar as preocupações dos pacientes para garantir uma experiência positiva e resultados de tratamento ideais.

Em geral, a endodontia guiada é muito promissora para melhorar a qualidade e a eficiência do tratamento do canal radicular. A abordagem dos desafios e o avanço das direcções futuras em termos de tecnologia, educação e cuidados com o paciente irão melhorar ainda mais a prática da endodontia guiada e contribuir para melhores resultados para os pacientes.

No futuro, seria desejável que os sistemas fossem ainda mais reduzidos em tamanho para melhorar o manuseamento no doente. Além disso, todos os sistemas devem ter a possibilidade de planear digitalmente os marcadores necessários, de modo a evitar a necessidade de efetuar outro exame de CBCT se já existir um exame (sem marcadores). Naturalmente, seria ainda melhor se não fossem necessários quaisquer marcadores e o sistema se pudesse orientar para as estruturas anatómicas existentes.

**Potenciais inovações e avanços tecnológicos:**

A navegação em realidade aumentada (RA) pode ser o próximo passo para simplificar e melhorar a experiência do operador com a navegação dinâmica. A abordagem de RA sobrepõe imagens, tais como imagens radiográficas e percursos de navegação, com uma vista do campo operatório num ecrã de cabeça vestível ou num microscópio dedicado.

Assim, o operador pode visualizar simultaneamente o campo operatório e as imagens de navegação 3D sem ter de olhar para um ecrã. Embora estas abordagens tenham sido utilizadas em neurocirurgia (Contreras Lopez et al., 2019), a aplicação clínica em endodontia só foi proposta, mas ainda não foi implementada numa configuração clínica (Song et al., 2018)[61].

# Considerações éticas e jurídicas



**Discussão sobre questões éticas relacionadas com a endodontia guiada**

A endodontia guiada, que envolve a utilização de tecnologias avançadas de imagiologia e navegação para auxiliar nos procedimentos de canal radicular, apresenta várias implicações éticas e legais:

**Autonomia dos doentes**: Um dos princípios fundamentais da ética médica é a autonomia do paciente, que envolve o respeito pelos direitos dos pacientes de tomar decisões informadas sobre os seus cuidados de saúde. Na endodontia guiada, os pacientes podem ter de consentir a utilização de tecnologia avançada durante o tratamento. Assegurar que os pacientes compreendem os benefícios, riscos e limitações dos procedimentos endodônticos guiados é essencial para manter a sua autonomia

**Consentimento informado**: O consentimento informado é um requisito legal e ético nos cuidados de saúde, incluindo a endodontia guiada. Os dentistas devem fornecer aos pacientes informações completas sobre o tratamento proposto, incluindo a utilização de tecnologias endodônticas guiadas, riscos potenciais e opções de tratamento alternativas. Os pacientes devem ter a oportunidade de fazer perguntas e tomar decisões informadas sobre os seus cuidados antes de darem o seu consentimento.

**Competência profissional**: Os dentistas que realizam procedimentos endodônticos guiados devem possuir os conhecimentos, as competências e a formação necessários para utilizar tecnologias avançadas de imagiologia e navegação de forma segura e eficaz. A prática ética exige que os dentistas mantenham a competência na sua área e se mantenham a par das tecnologias emergentes e das melhores práticas em endodontia guiada.

**Segurança do paciente**: A segurança do paciente é fundamental na endodontia guiada e os dentistas devem dar prioridade ao bem-estar dos seus pacientes durante todo o processo de tratamento. Isto inclui garantir a precisão das imagens de diagnóstico, planear e executar corretamente os procedimentos guiados e monitorizar os pacientes para detetar quaisquer reacções adversas ou complicações.

**Confidencialidade e segurança dos dados**: Os procedimentos endodônticos guiados podem envolver a utilização de imagens digitais e sistemas de armazenamento de dados dos pacientes. Os dentistas e os consultórios dentários devem aderir a protocolos rigorosos de confidencialidade e segurança de dados para proteger as informações pessoais de saúde dos pacientes contra acesso não autorizado, divulgação ou utilização indevida, em conformidade com as leis e regulamentos de privacidade dos cuidados de saúde, como a Lei de Portabilidade e Responsabilidade dos Seguros de Saúde (HIPAA).

**Integridade profissional**: Os dentistas têm a obrigação profissional de atuar no melhor interesse dos seus pacientes e de prestar cuidados baseados em juízos clínicos sólidos e princípios éticos. Isto inclui evitar conflitos de interesses, manter os limites profissionais e defender padrões éticos de conduta em todos os aspectos.

**Precisão e fiabilidade**: Os sistemas endodônticos guiados baseiam-se em imagens digitais e planos de tratamento gerados por computador para orientar o procedimento do canal radicular. Os dentistas devem garantir a precisão e a fiabilidade destas tecnologias para minimizar o risco de erros ou desalinhamentos durante o tratamento. As considerações éticas incluem a verificação da exatidão das imagens de diagnóstico, o planeamento cuidadoso do tratamento com base em dados fiáveis e a manutenção da vigilância durante todo o procedimento para detetar e corrigir quaisquer desvios do curso de ação planeado.

**Análise Custo-Benefício**: A adoção da tecnologia endodôntica guiada pode implicar custos financeiros significativos para os consultórios dentários, o que pode ter um impacto potencial na acessibilidade dos cuidados dentários para os pacientes. Os dentistas devem ponderar os benefícios da endodontia guiada, como a melhoria dos resultados e da eficiência do tratamento, em relação aos custos envolvidos e considerar as potenciais implicações para o acesso e a acessibilidade dos pacientes. A tomada de decisões éticas neste contexto exige o equilíbrio entre os benefícios da tecnologia avançada e considerações de custo-eficácia e acesso equitativo aos cuidados.


Em geral, a endodontia guiada oferece oportunidades promissoras para melhorar a precisão, eficiência e previsibilidade dos procedimentos de canal radicular. No entanto, os médicos dentistas e os profissionais de saúde devem navegar cuidadosamente por estas considerações éticas para garantir que a adoção de tecnologia avançada na prática endodôntica se alinha com os princípios de cuidados centrados no paciente, segurança, equidade e integridade profissional[62].

# Implicações jurídicas e normas de prática

As considerações legais na endodontia guiada envolvem a conformidade com os regulamentos, a adesão aos padrões de cuidados e a gestão de potenciais responsabilidades. Aqui estão várias questões legais a serem consideradas:

**Conformidade regulamentar**: Os médicos dentistas devem garantir a conformidade com os requisitos regulamentares que regem a utilização de tecnologias de imagiologia avançadas e sistemas guiados por computador em procedimentos endodônticos. Isso pode incluir a obtenção das licenças ou certificações necessárias, a adesão a padrões estabelecidos por órgãos reguladores, como a Food and Drug Administration (FDA) para dispositivos médicos, e o cumprimento de diretrizes estabelecidas por organizações profissionais como a American Dental Association (ADA).

**Padrão de cuidados**: Os dentistas que efectuam tratamento endodôntico guiado são obrigados a cumprir o padrão de cuidados esperado de um profissional razoavelmente competente na mesma área e em circunstâncias semelhantes. Isto inclui seguir protocolos estabelecidos para o diagnóstico, planeamento do tratamento e execução de procedimentos de canal radicular utilizando técnicas guiadas. O não cumprimento do padrão de cuidados pode resultar em alegações de negligência ou má conduta profissional.

**Consentimento informado**: A obtenção do consentimento informado dos pacientes não é apenas um requisito ético, mas também uma obrigação legal. Os dentistas têm de garantir que os pacientes estão totalmente informados sobre a natureza do tratamento endodôntico guiado, incluindo o seu objetivo, potenciais riscos, benefícios e alternativas, antes de obterem o seu consentimento para prosseguir. A não obtenção de um consentimento informado válido pode expor os dentistas a uma responsabilidade legal por negligência ou agressão.

**Documentação e manutenção de registos**: A documentação exacta e completa dos procedimentos endodônticos guiados é essencial para fins legais e clínicos. Os dentistas devem manter registos detalhados das avaliações dos pacientes, planos de tratamento, formulários de consentimento, estudos imagiológicos, resultados intra-operatórios e resultados pós-operatórios. A documentação adequada pode ajudar a demonstrar a conformidade com os padrões de cuidados, apoiar a tomada de decisões clínicas e defender-se contra potenciais reclamações ou litígios legais.

**Confidencialidade do paciente**: A proteção da confidencialidade do paciente é um requisito legal ao abrigo das leis de privacidade dos cuidados de saúde, como a Health Insurance Portability and Accountability Act (HIPAA) nos Estados Unidos. Os dentistas e os consultórios dentários devem implementar salvaguardas adequadas para garantir a confidencialidade e a segurança das informações de saúde dos pacientes, incluindo dados de imagiologia digital e registos de tratamento, para evitar o acesso não autorizado, a divulgação ou a violação da privacidade dos pacientes.

**Responsabilidade pelo produto**: Os dentistas que utilizam tecnologias endodônticas guiadas devem considerar as possíveis questões de responsabilidade pelo produto associadas ao uso de dispositivos médicos e sistemas de software. Isto inclui a garantia de que qualquer equipamento ou software utilizado em procedimentos endodônticos guiados é corretamente mantido, calibrado e utilizado de acordo com as instruções do fabricante para minimizar o risco de falha ou mau funcionamento do equipamento que possa resultar em danos para o paciente.

**Âmbito da prática**: Os dentistas devem atuar dentro do âmbito da sua licença profissional e formação quando realizam procedimentos endodônticos guiados. Isto pode envolver a colaboração com outros especialistas dentários ou profissionais médicos com conhecimentos especializados em imagiologia, navegação ou endodontia, conforme necessário, para garantir a prestação de cuidados seguros e eficazes dentro dos limites da sua competência clínica e autoridade legal.

**Seguro e reembolso**: Os dentistas que oferecem serviços de endodontia guiada devem estar cientes da cobertura do seguro e das considerações de reembolso associadas a esses procedimentos. Isto inclui compreender os critérios de elegibilidade para o reembolso do seguro, os requisitos de codificação e faturação e as potenciais limitações ou exclusões de técnicas ou tecnologias endodônticas guiadas específicas ao abrigo de vários planos de seguro.

Ao abordar estas considerações legais, os médicos dentistas podem mitigar os riscos, garantir a conformidade com os requisitos regulamentares e fornecer um tratamento endodôntico guiado que seja clinicamente eficaz e juridicamente sólido. A colaboração com o aconselhamento jurídico e a adesão às diretrizes profissionais e às melhores práticas são essenciais para navegar no complexo panorama jurídico da endodontia guiada.

# CONCLUSÃO

Os procedimentos endodônticos guiados são uma técnica promissora que oferece um resultado altamente previsível e um menor risco de danos iatrogénicos. É possível efetuar um tratamento minimamente invasivo e reduzir o tempo de consulta. No entanto, este facto deve ser interpretado com cuidado, uma vez que se baseia em provas limitadas e de baixa qualidade provenientes de relatos de casos, estudos observacionais, estudos in vitro e ex vivo. São necessários estudos populacionais de maior dimensão com períodos de acompanhamento mais longos, bem como estudos experimentais normalizados com uma amostra de dimensão e objetivo semelhantes e um método de medição normalizado.

A endodontia guiada utilizando a navegação estática ou dinâmica parece ser um método seguro e minimamente invasivo para a deteção de canais radiculares calcificados. A navegação dinâmica, em particular, ainda tem um grande potencial para um maior desenvolvimento. No entanto, são necessários mais estudos clínicos de alta qualidade sobre a navegação estática e dinâmica.

# REFERÊNCIAS


1. Loureiro MAZ, Silva JA, Chaves GS, Capeletti LR, Estrela C, Decurcio DA. Endodontia guiada: O impacto das novas tecnologias na solução de casos complexos. Aust Endod
J. 2021 Dec;47(3):664-671. doi: 10.1111/aej.12498. Epub 2021 Mar 3. PMID: 33660403.

2. Kulinkovych-Levchuk K, Pecci-Lloret MP, Castelo-Baz P, Pecci-Lloret MR, Oñate- Sánchez RE. Endodontia guiada: A Literature Review. Int J Environ Res Public Health. 2022 Oct 26;19(21):13900. doi: 10.3390/ijerph192113900. PMID: 36360780; PMCID: PMC9657991.

3. Jiang HW. [Teoria e prática da endodontia minimamente invasiva]. Zhonghua Kou Qiang Yi Xue Za Zhi. 2016 Aug;51(8):460-4. Chinês. doi: 10.3760/cma.j.issn.1002- 0098.2016.08.004. PMID: 27511034.

4. Neelakantan P, Vishwanath V, Taschieri S, Corbella S. Situação atual e direcções futuras: Preparação minimamente invasiva do canal radicular e cirurgia periradicular. Int Endod J. 2022 Oct;55 Suppl 4:845-871. doi: 10.1111/iej.13750. Epub 2022 Apr 29. PMID: 35426157.

5. Shabbir J, Zehra T, Najmi N, Hasan A, Naz M, Piasecki L, Azim AA. Preparações da cavidade de acesso: Classification and Literature Review of Traditional and Minimally Invasive Endodontic Access Cavity Designs. J Endod. 2021 Aug;47(8):1229-1244. doi: 10.1016/j.joen.2021.05.007. Epub 2021 May 28. PMID: 34058252.

6. Neelakantan P, Vishwanath V, Taschieri S, Corbella S. Situação atual e direcções futuras: Preparação minimamente invasiva do canal radicular e cirurgia periradicular. Int Endod J. 2022 Oct;55 Suppl 4:845-871. doi: 10.1111/iej.13750. Epub 2022 Apr 29. PMID: 35426157.

7. Ribeiro D, Reis E, Marques JA, Falacho RI, Palma PJ. Endodontia guiada: Técnicas Estáticas vs. Técnicas Dinâmicas Assistidas por Computador - Revisão da Literatura. J Pers Med. 2022 Sep 15;12(9):1516. doi: 10.3390/jpm12091516. PMID: 36143301; PMCID: PMC9501573.

8. Loureiro MAZ, Silva JA, Chaves GS, Capeletti LR, Estrela C, Decurcio DA. Endodontia guiada: O impacto das novas tecnologias na solução de casos complexos. Aust Endod J. 2021 Dec;47(3):664-671. doi: 10.1111/aej.12498. Epub 2021 Mar 3. PMID: 33660403.

9. Dabrowski W, Puchalska W, Ziemlewski A, Ordyniec-Kwasnica I. Endodontia guiada como uma ferramenta personalizada para casos clínicos complicados. Int J Environ Res Public Health. 2022 Aug 12;19(16):9958. doi: 10.3390/ijerph19169958. PMID: 36011600; PMCID: PMC9408804.

10. van der Meer WJ, Vissink A, Ng YL, Gulabivala K. 3D Computer aided treatment planning in endodontics. J Dent. 2016 Feb;45:67-72. doi: 10.1016/jjdent.2015.11.007. Epub 2015 Nov 25. PMID: 26627596.

11. Robertson A, Andreasen FM, Bergenholtz G, Andreasen JO, Noren JG. Incidência de necrose pulpar subsequente à obliteração do canal pulpar por trauma de incisivos permanentes. J Endod. 1996;22:557-60.

12. Kiefner P, Connert T, ElAyouti A, et al. Tratamento de canais radiculares calcificados em pessoas idosas: um estudo clínico sobre a acessibilidade, o tempo necessário e o resultado com um acompanhamento de três anos. Gerodontologia. 2017;34:164-70.

13. Allen PF, Whitworth JM. Considerações endodônticas nos idosos. Gerodontologia. 2004;21:185-94.

14. Patel S. Novas dimensões na imagiologia endodôntica: Parte 2. Tomografia computorizada de feixe cónico. Int Endod J. 2009 Jun;42(6):463-75. doi: 10.1111/j.1365- 2591.2008.01531.x. Epub 2009 Mar 2. PMID: 19298576.

15. Lara-Mendes STO, Barbosa CFM, Machado VC, et al. Uma nova abordagem para acesso minimamente invasivo a dentes anteriores severamente calcificados usando a técnica de endodontia guiada. J Endod. 2018;44(10):1578-82.

16. Tavares WLF, Diniz Viana AC, Machado VC, et al. Acesso endodôntico guiado em dentes anteriores calcificados. J Endod. 2018;44(7):1195-9.

17. 17.McCabe PS, Dummer PMH. Obliteração do canal pulpar: e diagnóstico endodôntico e desafio de tratamento. Int Endod J. 2012;46:177-97.

18. Associação Americana de Endodontistas. Microcirurgia endodôntica contemporânea: avanços processuais e considerações sobre o planeamento do tratamento. In: Endodontia. Chicago, IL: Colleagues for Excellence; 2010.

19. Torres A, Shaheen E, Lambrechts P, et al. Endodontia microguiada: um relato de caso de um incisivo lateral maxilar com obliteração do canal pulpar e periodontite apical. Int Endod J. 2019;52(4):540-9

20. Flores MT, Andersson L, Andreasen JO, et al. Diretrizes para o tratamento de lesões dentárias traumáticas. I. Fracturas e luxações de dentes permanentes. Dent Traumatol. 2007;23:66-71.

21. Nudera WJ. Retratamento radicular seletivo: uma nova abordagem. J Endod. 2015;41(8):1382- 8.

22. 22. Lara-Mendes STO, et al. Acesso endodôntico guiado em molares superiores utilizando tomografia computorizada de feixe cónico e sistema de desenho assistido por computador/fabricação assistida por computador: relato de um caso. J Endod. 2018;44:875-9.

23. Jorgen Buchgreitz DM. Endodontia guiada modificada para o tratamento de molares utilizando uma técnica de guia intracoronal. J Endod. 2019;45:818-23.

24. Tahmaseb A, et al. Aplicações de tecnologia informática em implantologia cirúrgica: uma revisão sistemática. Int J Oral Maxillofac Implants. 2014;29

25. Chong BS, Dhesi M, Makdissi J. Navegação dinâmica assistida por computador: um novo método para endodontia guiada. Quintessence Int. 2019;50(3):196-202. https://doi.org/10.3290/_j. qi.a41921.

26. Block MS, Emery RW. Navegação estática ou dinâmica para colocação de implantes - escolha do método de orientação. J Oral Maxillofac Surg. 2016;74(2):269-77.

27. Sukegawa S, Kanno T, Shibata A, Matsumoto K, Sukegawa-Takahashi Y, Sakaida K, Furuki Y. Utilização de um sistema de navegação intra-operatória para recuperar um instrumento dentário partido na mandíbula: um relato de caso. J Med Case Rep. 2017;11(1):14. https://doi.org/10.1186/ s13256-016-1182-2. PubMed PMID: 28088226; PubMed Central PMCID: PMC5237551.

28. Gambarini G, Galli M, Stefanelli LV, Di Nardo D, Morese A, Seracchiani M, De Angelis F, Di Carlo S, Testarelli L. Endodontic microsurgery using dynamic navigation system: a case report. J Endod. 2019;45:1397. https://doi.org/10.1016/_j.joen.2019.07.010. pii: S0099-2399(19)30544-8. PubMed PMID: 31515047.

29. Block MS, Emery RW, Cullum DR, Sheikh A. A colocação de implantes é mais exacta utilizando a navegação dinâmica. J Oral Maxillofac Surg. 2017;75(7):1377-86.

30. Block MS, Emery RW, Lank K, Ryan J. Precisão da colocação de implantes utilizando a navegação dinâmica. Int J Oral Maxillofac Implants. 2017;32(1):92.

31. Sun TM, Lan TH, Pan CY, Lee HE. O sistema de navegação de implantes dentários guia o futuro da cirurgia. Kaohsiung J Med Sci. 2018;34(1):56-64

32. Farajollahi M, Dianat O, Gholami S, Saber Tahan S. Aplicação de um Guia Estático Endodôntico na Remoção de um Poste de Fibra de um Dente Comprometido. Case Rep Dent.
2023 Sep 15;2023:7982368. doi: 10.1155/2023/7982368. PMID: 37745692; PMCID: PMC10516697.

33. Gambarini G, Galli M, Stefanelli LV, Di Nardo D, Morese A, Seracchiani M, De Angelis F, Di Carlo S, Testarelli L. Endodontic Microsurgery Using Dynamic Navigation System: Um relato de caso. J Endod. 2019 Nov;45(11):1397-1402.e6. doi: 10.1016/j.joen.2019.07.010. Epub 2019 Sep 10. PMID: 31515047

34. Zehnder MS, Connert T, Weiger R, et al. Endodontia guiada: precisão de um novo método para a preparação da cavidade de acesso guiado e localização do canal radicular. Int Endod J. 2016;49:966-72.

35. Lara-Mendes STO, Barbosa CFM, Machado VC, et al. Uma nova abordagem para acesso minimamente invasivo a dentes anteriores severamente calcificados usando a técnica de endodontia guiada. J Endod. 2018;44(10):1578-82.

36. Jacobsen I, Kerekes K. Prognóstico a longo prazo de dentes anteriores permanentes traumatizados que apresentam processos de calcificação na cavidade pulpar. Scand J Dent Res. 1977;85:588-98

37. Chong BS, Dhesi M, Makdissi J. Navegação dinâmica assistida por computador: um novo método para endodontia guiada. Quintessence Int. 2019;50(3):196-202. https://doi.org/10.3290/j. qi.a41921.

38. Dabrowski W, Puchalska W, Ziemlewski A, Ordyniec-Kwasnica I. Endodontia guiada como uma ferramenta personalizada para casos clínicos complicados. Int J Environ Res Public Health. 2022 Aug 12;19(16):9958. doi: 10.3390/ijerph19169958. PMID: 36011600; PMCID: PMC9408804.

39. Decurcio DA, Bueno MR, Silva JA, Loureiro MA, Sousa-Neto MD, Estrela C. Planejamento digital na tecnologia da endodontia guiada. Revista brasileira de odontologia. 2021 Dec 6;32:23-33.

40. Gaudin A, Pérez F, Galicia J. Tecnologia digital em endodontia. Digital Restorative Dentistry: A Guide to Materials, Equipment, and Clinical Procedures (Guia de materiais, equipamentos e procedimentos clínicos). 2019:229-47.

41. Tsesis I, Rosen E, Schwartz-Arad D, Fuss Z. Avaliação retrospetiva do tratamento endodôntico cirúrgico: técnica tradicional versus técnica moderna. J Endod. 2006;32(5):412-

42. Mota de Almeida FJ, Knutsson K, Flygare L. O efeito da TC de feixe cónico (CBCT) na tomada de decisões terapêuticas em endodontia. Dentomaxillofacial Radiology. 2014 May 1;43(4):20130137.

43. Lo Giudice R, Nicita F, Puleio F, Alibrandi A, Cervino G, Lizio AS, Pantaleo G. Precisão da radiografia periapical e da CBCT na avaliação endodôntica. Revista internacional de odontologia. 2018 Oct 16;2018.

44. Pauwels R, Araki K, Siewerdsen JH, et al. Aspectos técnicos da CBCT dentária: estado da arte. Dentomaxillofac Radiol. 2015;44(1):20140224.

45. Schulze RKW, Berndt D, d'Hoedt B. Sobre artefactos de tomografia computorizada de feixe cónico induzidos por implantes de titânio. Clin Oral Implants Res. 2010;21:100-7.

46. Vecsei B, et al. Comparação da precisão dos processos de digitalização tridimensional direta e indireta para sistemas CAD/CAM - um estudo in vitro. J Prosthod Res. 2017;61(2):177-84.

47. Birnbaum NS, Aaronson HB. Impressões dentárias utilizando scanners digitais 3D: o virtual torna-se realidade. Compend Contin Educ Dent. 2008;29(8):494-6, 498-505.

48. Organização Internacional de Normalização. Dispositivos de digitalização dentária para sistemas CAD/CAM para restaurações dentárias indirectas - métodos de teste para avaliar a precisão. Genebra: Organização Internacional de Normalização; 2012.

49. Lee JJ, et al. Precisão do molde digital de um único pilar obtido com scanners intra-orais e de molde. J Prosthet Dent. 2017;117(2):253-9.

50. Luthardt R, et al. Conceção e produção de restaurações protéticas dentárias: investigação básica sobre a tecnologia CAD/CAM dentária. Int J Comput Dent. 2002;5(2-3):165

51. Miyazaki T, et al. Uma revisão do CAD/CAM dentário: estado atual e perspectivas futuras após 20 anos de experiência. Dent Mater J. 2009;28(1):44-56

52. Ting-shu S, Jian S. Técnica de impressão digital intra-oral: uma revisão. J Prosthod. 2015;24(4):313-21.

53. Martin CB, et al. Scanners ortodônticos: o que está disponível? J Orthod. 2015;42(2):136- 43

54. Davidowitz G, Kotick PG. A utilização de CAD/CAM em medicina dentária. Dent Clin N Am. 2011;55(3):559-70, ix

55. Freedman M, Quinn F, O'Sullivan M. Restaurações CAD/CAM unitárias: uma

revisão da literatura. J Ir Dent Assoc. 2007;53(1):38-45.

56. Beuer F, Schweiger J, Edelhoff D. Medicina dentária digital: uma visão geral dos desenvolvimentos recentes para restaurações geradas por CAD/CAM. Br Dent J. 2008;204(9):505-11

57. Puri S. Evoluções no hardware, software e materiais CAD/CAM. Dent Today. 2011;30(5):116-8, 120-1.

58. Santos GC Jr, et al. Visão geral do sistema CEREC CAD/CAM chairside. Gen Dent. 2013;61(1):36-40, quiz 41.

59. Bindl A, Mormann WH. Adaptação marginal e interna de coroas de cerâmica pura CAD/CAM em preparações de chanfros. J Oral Rehabil. 2005;32(6):441-7.

60. Antal M, Nagy E, Sanyo L, Braunitzer G. Cirurgia de extremidade radicular planeada digitalmente com guia estático e brocas de trefina personalizadas: Um relato de caso. Int J MedRobotics Comput Assist Surg. 2020;16:e2115. https://doi.org/10.1002/rcs.21158 de 8

61. Connert T, Weiger R, Krastl G. Estado atual e direcções futuras - Endodontia guiada. Int Endod J. 2022 Oct;55 Suppl 4(Suppl 4):995-1002. doi: 10.1111/iej.13687. Epub 2022 Feb 4. PMID: 35075661; PMCID: PMC9790195.

62. Ba-Hattab R, Rahman I, Elsayed LK, Alasmari WF, Abidia R, Abdelgaffar S, Bahattab A. Aspectos éticos relativos à separação de instrumentos e perfurações durante o tratamento endodôntico: A Cross-Sectional Study. Int J Dent. 2020 Sep 15;2020:8849105. doi: 10.1155/2020/8849105. PMID: 33014062; PMCID: PMC7512109.

63. Pinsky HM, Champleboux G, Sarment DP. Cirurgia periapical com orientação CAD/CAM: resultados pré-clínicos. J Endod. 2007 Feb;33(2):148-51. doi: 10.1016/jjoen.2006.10.005. Epub 2006 Dec 13. PMID: 17258633

64. Scarfe WC, Farman AG, Sukovic P. Clinical applications of cone-beam computed tomography in dental practice (Aplicações clínicas da tomografia computorizada de feixe cónico na prática dentária). J Can Dent Assoc. 2006 Feb;72(1):75-80. PMID: 16480609.

65. Birnbaum NS, Aaronson HB. Impressões dentárias utilizando scanners digitais 3D: o virtual torna-se realidade. Compend Contin Educ Dent. 2008 Oct;29(8):494, 496, 498-505. PMID: 18935788.

66. Ibrahim D, Broilo TL, Heitz C, de Oliveira MG, de Oliveira HW, Nobre SM, Dos Santos Filho JH, Silva DN. Erro dimensional dos modelos de sinterização seletiva a laser, impressão tridimensional e PolyJet na reprodução da anatomia mandibular. J Craniomaxillofac Surg. 2009 Apr;37(3):167-73. doi: 10.1016/jjcms.2008.10.008. Epub 2008 Dec 3. PMID: 19056288.

67. Patel S, Dawood A, Whaites E, Pitt Ford T. Novas dimensões na imagiologia endodôntica: parte 1. Sistemas radiográficos convencionais e alternativos. Int Endod J. 2009 Jun;42(6):447-62. doi: 10.1111/j.1365-2591.2008.01530.x. Epub 2009 Mar 2. PMID: 19298577.

68. Vasak C, Watzak G, Gahleitner A, Strbac G, Schemper M, Zechner W. Avaliação baseada em tomografia computorizada de posições de implantes guiadas por modelos (NobelGuide™): um estudo radiológico prospetivo. Clin Oral Implants Res. 2011 Oct;22(10):1157-1163. doi: 10.1111/j.1600-0501.2010.02070.x. Epub 2011 Jan 18. PMID: 21244498.

69. Seung-Jong Lee, Euiseong Kim Minimizar o tempo extra-oral no transplante de dentes autógenos: utilização de prototipagem rápida assistida por computador (CARP) como modelo de dente duplicado.

70. Flügge TV, Schlager S, Nelson K, Nahles S, Metzger MC. Precisão das impressões dentárias digitais intra-orais com o iTero e digitalização extra-oral com o iTero e um scanner de modelos. Am J Orthod Dentofacial Orthop. 2013 Sep;144(3):471-8. doi: 10.1016/j.ajodo.2013.04.017. PMID: 23992820.

71. Ender A, Mehl A. Influência das estratégias de digitalização na exatidão dos sistemas de digitalização intra-oral. Int J Comput Dent. 2013;16(1):11-21. Inglês, alemão. PMID: 23641661.

72. Tsesis I, Rosen E, Taschieri S, Telishevsky Strauss Y, Ceresoli V, Del Fabbro M. Outcomes of surgical endodontic treatment performed by a modern technique: an updated meta-analysis of the literature. J Endod. 2013 Mar;39(3):332-9. doi: 10.1016/j.joen.2012.11.044. Epub 2013 Jan 23. PMID: 23402503.

73. Jang JH, Lee SJ, Kim E. Autotransplante de terceiros molares imaturos utilizando um modelo de prototipagem rápida assistida por computador: relato de 4 casos. J Endod. 2013

Nov;39(11):1461-6. doi: 10.1016/j.joen.2013.06.026. Epub 2013 Sep 5. PMID: 24139275.

74. Kühl S, Payer M, Zitzmann NU, Lambrecht JT, Filippi A. Precisão técnica de modelos cirúrgicos impressos para cirurgia de implante guiada com o software coDiagnostiX ™. Clin Implant Dent Relat Res. 2015 Jan;17 Suppl 1:e177-82. doi: 10.1111/cid.12152. Epub 2013 Sep 11. PMID: 24020645.

75. Demirturk Kocasarac H, Helvacioglu Yigit D, Bechara B, Sinanoglu A, Noujeim M. Relação contraste-ruído com diferentes definições numa máquina de CBCT na presença de diferentes materiais de obturação da extremidade radicular: um estudo in vitro. Dentomaxillofac Radiol. 2016;45(5):20160012. doi: 10.1259/dmfr.20160012. Epub 2016 Mar 8. PMID: 26954290; PMCID: PMC5084704.

76. González de Villaumbrosia P, Martínez-Rus F, García-Orejas A, Salido MP, Pradíes G. Comparação in vitro da exatidão (veracidade e precisão) de seis scanners dentários extra-orais com diferentes tecnologias de digitalização. J Prosthet Dent. 2016 Oct;116(4):543- 550.e1. doi: 10.1016/j.prosdent.2016.01.025. Epub 2016 Apr 23. PMID: 27112413.

77. Fasbinder DJ, Neiva GF. Avaliação da superfície de técnicas de polimento para novos materiais de restauração CAD/CAM resilientes. J Esthet Restor Dent. 2016 Jan-Fev;28(1):56-66. doi: 10.1111/jerd.12174. Epub 2015 Jul 14. PMID: 26176202.

78. Nilsson J, Richards RG, Thor A, Kamer L. Registo virtual da mordida utilizando digitalização digital intra-oral, TC e CBCT: avaliação in vitro de um novo método e sua implicação para a cirurgia ortognática. J Craniomaxillofac Surg. 2016 Sep;44(9):1194- 200. doi: 10.1016/j.jcms.2016.06.013. Epub 2016 Jun 23. PMID: 27423538.

79. Buchgreitz J, Buchgreitz M, Mortensen D, Bjorndal L. Preparação da cavidade de acesso guiado usando tomografia computadorizada de feixe cônico e varreduras de superfície ótica - um estudo ex vivo. Int Endod J. 2016 Ago;49(8):790-5. doi: 10.1111/iej.12516. Epub 2015 Aug 22. PMID: 26201367.

80. Strbac GD, Schnappauf A, Giannis K, Bertl MH, Moritz A, Ulm C. Autotransplante guiado de dentes: Um novo método que utiliza modelos

tridimensionais virtualmente planeados. J Endod. 2016 Dec;42(12):1844-1850. doi: 10.1016/j.joen.2016.08.021. Epub 2016 Oct 21. PMID: 27776880.

81. Patel S, Aldowaisan A, Dawood A. Um novo método para retração de tecidos moles durante a cirurgia periapical utilizando tecnologia 3D: um relato de caso. Int Endod J. 2017 Ago;50(8):813-822. doi: 10.1111/iej.12701. Epub 2016 Oct 12. PMID: 27632716.

82. Strbac GD, Schnappauf A, Giannis K, Moritz A, Ulm C. Cirurgia Endodôntica Moderna Guiada: Uma nova abordagem para osteotomia guiada e ressecção radicular. J Endod.
2017 Mar;43(3):496-501. doi: 10.1016/j.joen.2016.11.001. Epub 2017 Jan 28. PMID: 28139285.

83. Fonseca Tavares WL, Diniz Viana AC, de Carvalho Machado V, Feitosa Henriques LC, Ribeiro Sobrinho AP. Acesso endodôntico guiado em dentes anteriores calcificados. J Endod. 2018 Jul;44(7):1195-1199. doi: 10.1016/j.joen.2018.04.014. PMID: 29941111.

84. Giacomino CM, Ray JJ, Wealleans JA. Microcirurgia endodôntica direcionada: A Novel Approach to Anatomically Challenging Scenarios Using 3-dimensional-printed Guides and Trephine Burs-A Report of 3 Cases. J Endod. 2018 Apr;44(4):671-677. doi: 10.1016/j.joen.2017.12.019. Epub 2018 Feb 14. PMID: 29426644.

85. Connert T, Krug R, Eggmann F, Emsermann I, ElAyouti A, Weiger R, Kühl S, Krastl G. Guided Endodontics versus Conventional Access Cavity Preparation: Um estudo comparativo sobre a perda de substância utilizando dentes impressos a 3 dimensões. J Endod. 2019 Mar;45(3):327-331. doi: 10.1016/j.joen.2018.11.006. PMID: 30803541.

86. Buchgreitz J, Buchgreitz M, Bjorndal L. Endodontia guiada modificada para o tratamento de molares utilizando uma técnica de guia intracoronal. J Endod. 2019 Jun;45(6):818-823. doi: 10.1016/j.joen.2019.03.010. Epub 2019 May 3. PMID: 31056301.

87. Jain SD, Carrico CK, Bermanis I, Rehil S. Anestesia intra-óssea usando tecnologia de navegação dinâmica. J Endod. 2020 Dez; 46 (12): 1894-1900. doi: 10.1016 / j.joen.2020.09.001. Epub 2020 Set 10. PMID: 32919987.

88. Bardales-Alcocer J, Ramirez-Salomon M, Vega-Lizama E, Lopez-Villanueva M, Alvarado-Cárdenas G, Serota KS, Ramirez-Wong J. Retratamento endodôntico utilizando navegação dinâmica: Um relato de caso. J Endod. 2021 Jun;47(6):1007-1013. doi: 10.1016/j.joen.2021.03.005. Epub 2021 Mar 18. PMID: 33745944.

89. Almeshari A, Abdelkarim AZ, Geha H, Khan AA, Ruparel N. Avaliação da eficácia da máquina de TC de feixe cónico Planmeca ProMax® 3D na deteção de fracturas radiculares com várias definições de redução de artefactos metálicos e três níveis de pico de quilovoltagem. Cureus. 2023 Mar 1;15(3):e35647. doi: 10.7759/cureus.35647. PMID: 37009371; PMCID: PMC10065128.

90. Pires CRF, Souza-Gabriel AE, Pelozo LL, Cruz-Filho AM, Sousa-Neto MD, Silva RG. Endodontia guiada de canais calcificados: A trajetória de perfuração dos sistemas rotatórios e o desgaste dentinário intracanal. Aust Endod J. 2023 Sep;49 Suppl 1:64-70. doi: 10.1111/aej.12684. Epub 2022 Sep 15. PMID: 36106713.

91. Farronato M, Torres A, Pedano MS, Jacobs R. Novo método para endodontia guiada por realidade aumentada: Um estudo in vitro. J Dent. 2023 maio;132:104476. doi:10.1016/j. jdent.2023.104476. Epub 2023 Mar 9. PMID: 36905949.

92. Huth KC, Borkowski L, Liebermann A, Berlinghoff F, Hickel R, Schwendicke F, Reymus M. Comparação da precisão em endodontia guiada: navegação dinâmica em tempo real, guias estáticos e abordagens manuais para a preparação da cavidade de acesso - um estudo in vitro utilizando dentes impressos em 3D. Clin Oral Investig. 2024 Mar 14;28(4):212. doi: 10.1007/s00784-024-05603-8. PMID: 38480541; PMCID: PMC10937753.

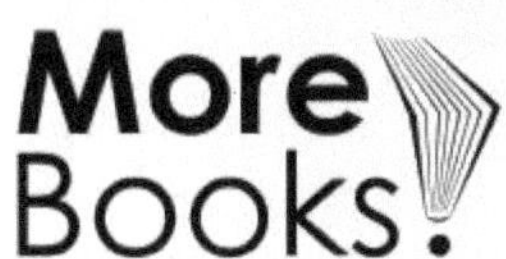


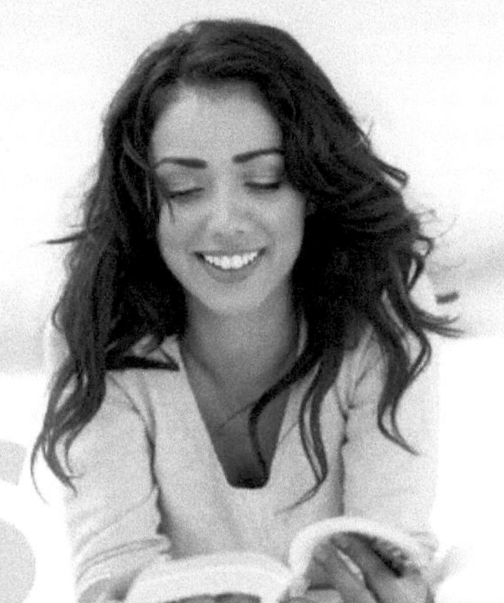

yes **I want** morebooks!

Buy your books fast and straightforward online - at one of world's fastest growing online book stores! Environmentally sound due to Print-on-Demand technologies.

Buy your books online at
**www.morebooks.shop**

Compre os seus livros mais rápido e diretamente na internet, em uma das livrarias on-line com o maior crescimento no mundo! Produção que protege o meio ambiente através das tecnologias de impressão sob demanda.

Compre os seus livros on-line em
**www.morebooks.shop**

info@omniscriptum.com
www.omniscriptum.com

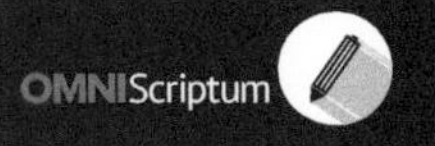